AF235624

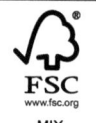

Maria A. Sinning

Energiesparmodus

Mein Leben mit LongCovid 2

Impressum

Bibliografische Information der Deutschen Nationalbibliothek:
Die Deutsche Nationalbibliothek verzeichnet diese Publikation in
der Deutschen Nationalbibliografie; detaillierte bibliografische
Daten sind im Internet über http://dnb.dnb.de abrufbar.

Herstellung und Verlag: BoD – Books on Demand, Norderstedt

ISBN: 978-3-7568-8641-8

Einführung

Es hätte auch schöne Krankheiten gegeben. Im Vergleich zu LongCovid verklärt sich zum Beispiel meine Knieverletzung im Rückblick zu sechs wunderbaren Wochen.

Eine Sportverletzung hatte meine noch junge Karriere als Kitesurferin jäh beendet. Und ja, das Knie tat danach unglaublich weh. Dass Knieschmerzen sogar noch intensiver sein können als ein veritabler Bandscheibenvorfall, erfuhr ich beim erstversorgenden Arzt. Der war unglücklich an meinen Fuß gestoßen, und hatte damit eine Drehbewegung im Knie ausgelöst. Wie höllisch weh dieser kurze Moment tat, erfuhr auch gleich die ganze Praxis. Meine Frau hatte meinen Schrei im Wartezimmer miterlebt. Sie meinte, diverse Wartende hätten hinterher ausgesehen, als überlegten sie sich, doch vorsichtshalber einen anderen Arzt aufzusuchen. Auch die anschließenden Wochen zuhause waren schmerzhaft, und ich habe viel geflucht und wollte endlich wieder laufen können.

Aber gleichzeitig beschenkte mich das kaputte Knie mit sechs ruhigen Wochen. Endlich hatte ich Zeit, so viele Bücher zu lesen, wie ich wollte. Es war ein wunderschöner Sommer und ich lag lesend im Garten. Nachmittags, wenn meine Frau von der Arbeit heim kam, humpelte ich mit ihr die 500m zu unserem Badesee und wir betrieben Muskelaufbau und Training im Wasser. Unsere Nachbarin lieh mir ihr dreirädriges Fahrrad. Mit ihm konnte man genau die richtige Bewegung fürs Knie machen ohne Angst vor dem Absteigen haben zu müssen. Und es hatte höchst witzige Fahreigenschaften. Mit dem Gefährt um Kurven zu fahren hatte was von den Achterbahnen im „Europapark". Nur, dass ich dafür nicht einmal bezahlen musste!

So einen sekundären Krankheitsgewinn hatte ich mir anfangs bei LongCovid auch vorgestellt. Als mich die Ärztin am 3. Januar 2022 das erste Mal für vier Wochen krank schrieb, malte ich mir aus, wie ich zwar wahnsinnig viel schlafen würde, aber noch genug Kapazität hätte, was zu lesen, Klavier zu spielen, etwas spazieren zu gehen und aufzuräumen. Da hatte ich mich gründlich geirrt.

Statt dessen war die Krankheit wochenlang nur aushaltbar, wenn man die meiste Zeit des Tages auf dem Sofa lag und wirklich gar nichts tat: keine Musik hörte, nichts las, nichts bastelte, sich praktisch nicht bewegte, fast kein Fernseher lief.

Wenn ich auch nur das Haus verließ, brach mein Körper komplett zusammen. Stundenlang zitterten alle Nerven, tagelang tat alles weh, jeder Muskel, jeder Nerv, der Kopf sowieso. Ich bekam nicht mehr richtig Luft. Das Gehirn war viel zu benebelt, um sich noch auf irgendetwas konzentrieren zu können. Stundenlang lag ich apathisch auf dem Sofa und konnte nichts mehr.

Strenges Pacing und endlos lange Fastentage führten schließlich millimeterweise zur Besserung. Pacing ist ungefähr das, was Sie vom guten Umgang mit der Basilikumpflanze in der Küche kennen: Immer nur so viele Blätter nehmen, dass sich die Pflanze erholen kann. Nie alle Blätter auf einmal nehmen. Das Gleiche gilt für das postvirale Fatigue-Syndrom: immer Energie übrig lassen, nie alles auf einmal aufbrauchen. Sonst geht die Energiepflanze ein. Aber wenn man die Blätter nur in Maßen pflückt, können sie nachwachsen und gedeihen. Und eines Tages reicht es vielleicht sogar für leckeres Basilikum-Energie-Pesto.

Auf den Tag genau sechs Monate nach der Infektion hatte ich mich so weit erholt, dass ich das erste Mal dachte: „Heute war so ein Tag, wie du dir die Krankheit ursprünglich vorgestellt hast." Es blieb für lange Zeit der einzige.

„Was für eine tolle Krankheit" habe ich das erste Mal etwa nach sieben Monaten gedacht – für zwei Minuten. Dann wollte ich irgendetwas tun, was weit jenseits meiner Möglichkeiten lag, und es war wieder vorbei mit dem Gedanken. Zwar lerne ich, halbwegs positiv an diese Krankheit heranzugehen, und sie lehrt mich auch manches, das ich nicht wieder hergeben möchte, auch wenn ich eines Tages gesund sein werde. Aber schön ist die Krankheit trotzdem nicht.

In meinem ersten Buch: „Wie Schneewittchen im Sarg – mein Leben mit LongCovid" habe ich die Zeit beschrieben, in der ich ohne Unterstützung meiner Frau nicht hätte leben können. Es endet etwa in der Zeit, in der ich wieder selbst für mich sorgen konnte: einkaufen, essen machen, Wäsche waschen. Und als ich wenigstens so tun konnte, als könne ich mich auf der Arbeit nützlich machen.

Damals hatte ich zwei für mich entscheidende Schritte der Besserung erlebt: der erste Schritt ging von gefühlt 1% Lebensenergie auf 5%, und der andere von 5% auf vielleicht 10%. Der erste Schritt hatte also meine Energie fast verfünffacht, und der zweite verdoppelt. So, dachte ich, geht es bestimmt weiter. Kräfte verdoppeln bis verfünffachen sich. Zwei bis dreimal noch solche Schritte, und ich wäre wieder wie vor Corona.

Der nächste Verbesserungsschritt brachte dann aber keine Verfünffachung, sondern wieder höchstens 5% zusätzliche Energie.

Ich hatte keineswegs vor, die Krankheit noch lange genug zu haben, um einen zweiten Band „Mein Leben mit LongCovid" zu schreiben. Lieber wollte ich spätestens nach den Sommerferien so fit sein, dass ich neben meiner Vollzeitstelle und einem nachholend-ausschweifenden Privatleben noch genug Kraft hätte, meinen ersten Krimi zu schreiben.

Was ich dabei vollkommen unterschätzt hatte, waren die „Zustandsverschlechterungen nach Belastung", kurz PEM (Post- exertional-malaise). Nicht jeder, der LongCovid hat, hat auch PEM. Aber wer sie hat, hat ein echtes Problem. Andere Menschen werden, wenn sie sich anstrengen, müde. Menschen mit PEM wirken eine bestimmte Zeit lang fit. Sie freuen sich, dass es ihnen gut geht, und machen sich auf, endlich wieder etwas zu erleben. Danach sind sie nicht nur einfach müde, sondern haben Schmerzen, sind überfordert, frieren oder schwitzen, haben zu hohen oder zu niedrigen Puls oder andere überraschende Symptome. Der Name des Syndroms, PEM, beschreibt dabei lautmalerisch, wie nachhaltig es einen ausknocken kann: „Bäääähmmm!" Diese Zustandsverschlechterung nach Belastung hat neben dem, dass sie schmerzhaft ist, zwei weitere Tücken. Sie kann sowohl schlagartig einsetzen als auch deutlich zeitversetzt. So erleben Menschen, dass sie im Supermarkt stehen, schlagartig zu zittern anfangen und es kaum noch nach Hause schaffen. Nicht weniger problematisch ist das zeitversetzte Einsetzen. Die Zustandsverschlechterung kann bis zu zwei Tage verspätet auftreten. Mit einem anständigen Corona-Kopfnebel hat man dann schon längst vergessen, womit man sich vor zwei Tagen überlastet haben könnte. Über das „normale" Maß einer PEM hinaus geht der komplette Zusammenbruch, der Crash. Er kann einen um Wochen, Monate und teilweise Jahre zurückwerfen und gilt deswegen als unbedingt zu vermeiden.

Wer PEM hat, dem hilft nach momentanem Wissensstand nur eines: nie an seine Grenzen zu gehen und damit nie PEM auslösen. Aber woher weiß ich, dass ich gerade zu viel mache, wenn die Quittung erst übermorgen kommt? Vom Suchen dieser Grenze erzählt dieses Buch.

Wieder etwas mehr am Leben teilzunehmen, bringt neue Herausforderungen: Ich begegne wieder regelmäßig Menschen. Sie sehen mir meine Krankheit nicht an und tun sich mit dem Verstehen notgedrungen schwer. Gleichzeitig verändert sich die eigene Auseinandersetzung mit der Krankheit. Ich habe Kraft für wenige Kleinigkeiten, aber die Lust reicht für viele Kleinigkeiten und große Abenteuer. Auswählen und das Anerkennen meiner momentanen Grenzen sind entscheidende Lernaufgaben, die die Krankheit für mich bereit hält. Und nicht zuletzt setzt sich die Erkenntnis durch, dass die Krankheit gekommen ist, um zu bleiben. Immer mehr kristallisiert sie sich als Lebensaufgabe heraus. Schrieb ich das erste Buch zum Thema noch mit der Zuversicht, dass der Spuk bald vorbei sei, so hat sich inzwischen eine längere Perspektive eingestellt. Auch ein Jahr nach der Infektion habe ich keine Ahnung, wie viel Gesundheit ich mir zurückerobern kann, und wie lange das dauern wird.

Zu mir:

ich bin 51 Jahre alt, weiblich, verheiratet, lebens- und abenteuerlustig, weiß von keinen nennenswerten Vorerkrankungen. Am 15.

November 2022 spürte ich die ersten Symptome des Coronavirus. Seit dem ist mein altes Leben beendet und ich lebe mit den Folgen der Virusinfektion.

Ich habe dieses Buch unter anderem Namen veröffentlicht. Das hat zwei Gründe:

Nicht nur ich, sondern alle anderen im Buch erwähnten Personen wären mit wenigen Klicks zu googlen. In einer Zeit, in der Menschen Hassmails und Morddrohungen verschicken, weil man Corona nicht für eine harmlose Grippe hält, möchte ich mir und allen anderen im Buch erwähnten Menschen diese Erfahrung ersparen. Ich selbst bin dafür noch nicht wieder kräftig genug.

Zweitens: Ich erzähle zwar meine Geschichte, will aber stellvertretend von Erfahrungen erzählen, die viele machen: wie fühlt sich „Zusammenbruch" an, wie monatelange schwerste Kraftlosigkeit? Wie verändert die Krankheit nicht nur das äußere Leben, sondern auch die Gedanken, Gefühle und den Blick aufs Leben? Meine Erfahrungen stehen stellvertretend für die, die hunderttausende von LongCovid Betroffene gerade ähnlich machen.

In einigen Punkten aber habe ich mehr Glück als andere: Da ich verbeamtet bin, trifft mich die

Krankheit nicht auch noch auf materiell existenzbedrohende Weise. Außerdem habe ich die ganz großen körperlichen Beschwerden und Symptome „nur" nach Überlastung. Bei anderen Betroffenen halten die Schmerzen rund um die Uhr an. Und zuletzt habe ich keine Verantwortung für kleine Kinder oder für das wirtschaftliche Wohlergehen eines eigenen Betriebs. Das ermöglicht es mir, so langsam zu machen, dass ich „nur" nach Überlastung Schmerzen habe. Wenn es mir immer besser gelingt, einen relativ guten Umgang mit der Krankheit zu finden, ist das nicht automatisch eine Blaupause für alle anderen Betroffenen. Schon eine andere Auswahl aus den rund 200 Symptomen kann die Ausgangslage extrem viel schlechter machen als meine. Meine Idee für dieses Buch ist nicht zu sagen: „so geht's", sondern zum Verständnis beizutragen, was für eine unglaubliche Herausforderung die Krankheit LongCovid ist. Dem entsprechend ist dieses Buch kein medizinischer Ratgeber, sondern ein Erfahrungsbericht.

Ich benutze für die Krankheit den Begriff LongCovid. Offiziell spricht man nur die ersten drei Monate nach der Infektion von LongCovid, danach wechselt der Name für die gleiche Krankheit auf Post Covid Syndrom. „Post" aber heißt „nach" und klingt, als sei der Spuk vorbei. Der eigentliche Schrecken der Krankheit aber liegt in seiner unglaublichen Länge. Sie zieht sich quälend lang hin und keiner weiß, wann sie endet.

Kapitel 1: Mit Bildern die Krankheit verstehen

Mitten in der Bahnhofshalle

Stellen Sie sich vor, Sie haben Ihr Traumleben gefunden: einen Beruf, in dem Sie sich verwirklichen können, eine Partnerschaft, die Sie erfüllt, Hobbys, einen aktiven Freundeskreis. Im Beruf müssen Sie sich konzentrieren. Ihr Büro und ihr Schreibtisch ist deswegen in einem ruhigen Raum untergebracht.

Eines Tages aber wird ihr Schreibtisch und ihr Privatleben in die Bahnhofshalle eines riesigen Hauptbahnhofes verlegt, mitten in den Krach, in die Gerüche, in das Blinklicht, in den Publikumsverkehr. Wie lange könnten Sie dort mithalten?

So ungefähr fühlt sich für mich LongCovid an. Alle Reize prasseln direkt und ungefiltert auf mich ein. Nebengeräusche, wie das Klappern einer Tastatur oder Stimmengewirr, sind für mich so belastend, wie für andere eine laute Bahnhofshalle. Eine Zeitlang ist alles in Ordnung, aber mit jeder Minute nimmt die Belastung zu. Für mich ist ein Gespräch mit einem Menschen so anstrengend und laut, wie früher eines mit zehn. Blinklicht lenkt mich zigmal stärker ab als früher. Und je länger ich in diesem „Hauptbahnhof" namens Leben verweile, desto mehr belasten mich diese Reize. Nicht alle Betroffene reagieren so nachhaltig auf sämtliche Reize wie ich. Bei anderen entsteht die Überlastung vor allem nach Konzentration oder nach Bewegung. LongCovid kennt viele Ausprägungen.

Bleiben wir einen Augenblick bei dem Bild. Stellen Sie sich Ihren Arbeitsplatz vor, an dem Sie in Ruhe und konzentriert arbeiten sollen. Jetzt steht ihr Schreibtisch in der Bahnhofshalle. Morgens um fünf ist die Halle menschenleer. Es ist noch dunkel. Nur Ihre Schreibtischlampe ist an. Sie machen sich hochmotiviert an die Arbeit. Warum soll man nicht auch hier arbeiten können?

Um viertel nach fünf kommt die Putzkolonne. Eine Kehrmaschine fährt immer um Ihren Schreibtisch herum, und zwei laut redende Reinigungskräfte wischen unter ihren Füßen. Noch können Sie die Störungen ignorieren, denn Sie sind auf ihre Arbeit konzentriert.

Um halb sechs kommen die ersten Ladenbesitzer. Bei einem Laden stimmt etwas mit der Beleuchtung nicht. Der Inhaber stellt die

Neonreklame an und aus. Sie flackert und irritiert Sie bei der Arbeit. Er flucht, weil er das Problem nicht gelöst bekommt. Schließlich lässt er die Beleuchtung, wie sie ist. Den Rest Ihrer Arbeitszeit wird sie neben Ihnen flackern.

Nun öffnen auch die Bäckereien und die Schnellimbisse. Der Duft von frischen Brötchen vermischt sich mit dem des Chinarestaurants. Ein neuer Duft entsteht und erinnert Sie an irgendetwas. Aber an was? Sie versuchen, auch den Duft zu ignorieren.

Vor dem Bahnhof kommt jetzt der erste Bus an, der Pendler aus dem Umland bringt. Es war Stau, deswegen haben die Pendler es nun eilig, um ihre Züge noch rechtzeitig zu erreichen. Dicht an Ihrem Schreibtisch drängen sie vorbei. Ein Aktenkoffer landet in Ihrem Rücken und hinterlässt einen schmerzenden blauen Fleck. Die Lautsprechransagen teilen mit, welcher Zug wie viel Verspätung hat, und welche Gleisänderungen vorgenommen werden mussten. Der ICE verkehrt in umgekehrter Wagenreihung.

Eigentlich müssten Sie sich gerade jetzt besonders konzentrieren. Sie wollen einen wichtigen Teil ihrer Arbeit abschließen. Dafür müssten Sie noch einmal ganz sorgfältig alles Bisherige überprüfen.

Doch just in dem Moment hält direkt vor dem Bahnhof ein Krankenwagen. Die Sirenen heulen, die Sanitäter stürmen direkt neben Ihnen vorbei.

Im Laufe des Vormittags wird es im Bahnhof immer lauter, immer voller, immer greller. Weil Sie Ihre Arbeit lieben, halten Sie durch, vielleicht sogar noch, als die Straßenmusiker kommen. Eine Musikgruppe steht rechts von Ihrem Schreibtisch, eine links. Eine Seite spielt Schlager, die andere Panflötenmusik. Kurz vor Dienstschluss geraten Sie noch in einen Einsatz des SEK wegen einer Bombendrohung.

Für Sie ist das ein unvorstellbares Szenario - für mich Alltag. Wenn fünf Kollegen durcheinander sprechen, ist das für mich so anstrengend, wie für Sie, wenn direkt neben Ihrem Arbeitsplatz die Stadtführung für amerikanische Touristen beginnt. Obwohl – es gibt auch Kollegen, die sind sogar allein so anstrengend. Außenreize sind plötzlich körperlich belastend. Sie wachsen zu einer riesigen Belastung an – und sie wachsen exponentiell. Am Ende ist jedes kleinste Geräusch so laut wie das Wacken-Openair. Dann bricht der Körper zusammen und verweigert jedwede Mitarbeit.

Wenn Ihr Arbeitsplatz in der Bahnhofshalle stünde, würden Sie vielleicht bis zum Eintreffen der Pendlerbusse relativ gut arbeiten können. Wer Sie bis dahin in der fast noch leeren und leisen Halle beobachten würde, könnte gar nicht verstehen, warum Sie behaupten, in zwei Stunden überstrapaziert zu sein. Sie wirken doch vollkommen normal, können offensichtlich arbeiten. Ihr Gehirn ist in Ordnung, Ihre Hände funktionieren und können die Arbeit ausführen. Der Rücken tut nicht weh, die Ohren sind in Ordnung, die Augen auch. Was immer Ihr Problem ist, ein Arzt würde es nicht finden. Vielleicht haben Sie selbst den Zusammenhang zu den Reizen um Sie herum noch gar nicht richtig verstanden, und erzählen dem Arzt nur: „ich kann mich nicht konzentrieren" oder „ich bin plötzlich so erschöpft!" Daher sucht der Arzt Ihr Problem auch nicht in der Bahnhofshalle, sondern in Ihrem Hirn, Ihrem Blut, an Ihrem Herzen. Und natürlich findet er nichts. Trotzdem ist Ihnen vermutlich schnell klar, dass Sie unter diesen Bedingungen nicht über Jahre hinweg ganz normal Ihre Arbeit in gewohnter Qualität werden abliefern können. Vor diesem Problem stehen viele an LongCovid Erkrankte: ihre körperlichen Beschwerden sind real, die Geräuschüberempfindlichkeit, die Belastungsintoleranz, die Kopfschmerzen, die fehlende Konzentration. Aber mit den heutigen

Methoden der Medizin lassen sich noch keine Nachweise führen.

Sie würden nun vielleicht Verschiedenes versuchen. Der Weg, den viele LongCovid-Betroffene gehen, sieht ungefähr so aus: Erst einmal lassen Sie sich vielleicht krankschreiben. Zuhause auf dem Sofa ist es ruhig und es gibt nicht viel zu gucken. Deswegen geht es Ihnen dort irgendwann wieder besser. Kein Dröhnen in den Ohren, keine Überlastung. Sie gehen also hoch motiviert zurück an den Arbeitsplatz. Am Ende des Tages ist das Dröhnen wieder da, die Überlastung ebenfalls. Sie machen sich vielleicht auf, die verschiedenen Fachärzte aufzusuchen. Die finden nichts. Je mehr Ärzte Sie konsultieren, desto häufiger werden Sie zu hören bekommen: „vielleicht ist das auch psychosomatisch?". Nicht alle Ärzte werden sich dabei so höflich ausdrücken. Inzwischen glauben Sie es vielleicht sogar selbst. Ist ja auch auffällig, dass es Ihnen zuhause auf dem Sofa ganz gut geht, und kaum stehen Sie auf und verlassen das Haus, gehen die Probleme los. Sind das vielleicht wirklich Depressionen? Muss ich mich vielleicht nur mehr zusammenreißen? Drei Tage zwingen Sie sich, zur Arbeit zu gehen und bis zur letzten Sekunde zu bleiben. Drei Tage enden also damit, dass das SEK

Sie zwingt, den Bahnhof zu verlassen. Am dritten Tag werden Sie schwer am Bein verletzt. Der behandelnde Arzt wird vielleicht sagen: „Das kann nie und nimmer von Ihrer Arbeit kommen. Sie arbeiten mit den Händen und dem Kopf!"

Als Nächstes gehen Sie in Reha. Die findet in einem noch größeren Hauptbahnhof statt. Nun steht auch noch jemand neben Ihnen, und aktiviert Sie: „Kommen Sie, das schaffen Sie!", brüllt es neben Ihnen. Trotz dieser Motivation wird es nicht besser. Vielleicht wäre eine psychosomatische Reha besser, in einem anderen Zentralbahnhof?

Wie lebt es sich, wenn man am Leben teilnehmen möchte, aber nicht kann, weil es dem Körper zu viel wird? Wie kann man arbeiten, Freundschaften pflegen und Freizeit gestalten, wenn man sich auf seinen Körper nicht verlassen kann? Oder genauer gesagt: wenn Sie sich darauf verlassen können, dass ihr Körper nach festgesetzter Zeit zusammenbrechen wird?

Die Theorie sagt: immer genau in dem Moment aufhören und Pausen machen, bevor der Körper die Grenze zur Überlastung erreicht hat. Leider hat die Krankheit versäumt, Grenzzäune und Grenzsteine zu setzen. An manchen Tagen ist man daher viel weiter entfernt von der Grenze als es nötig gewesen wäre. Und an anderen übertritt man sie munter ohne es zu ahnen.

Es ist ein Kampf, die Grenze so exakt wie möglich zu bestimmen. Ununterbrochen kommt es zu Rechenfehlern beim Errechnen des Grenzverlaufs: Wie viel Belastung war gestern, wie viel heute, wie viel kommt morgen? Wenn ich jetzt bleibe, werde ich für morgen keine Kraft mehr haben. Ist es mir das Wert? Was ist wichtiger: Heute endlich mal wieder eine Freundin zu treffen oder morgen zum Arzt zu gehen?

Wer hätte gedacht, dass man Mathe wirklich für was gebrauchen kann? Textaufgabe: „Wie viel Energie bleibt dir, wenn du heute duschen, Mails beantworten, essen kochen und mit den Hunden spazieren gehen willst? Wie lang kannst du dich bei dem Hundespaziergang für die Restenergie mit deinem zufällig getroffenen Nachbarn unterhalten?"

Vegetarisch-abstinentes Pacing

Ein Studienfreund von mir war Vegetarier – sagte er. Aber wenn wir am Wochenende seine Oma besuchten, blühte sie dabei auf, dem Enkel mal etwas Ordentliches auf den Tisch zu stellen. Er sah aber auch mager aus. Und so ein Studentenleben – wer weiß, ob es da genügend zu essen gab? Vor allem fehlte dem Jungen natürlich Fleisch. Der Studienfreund machte seine Oma gern glücklich, deswegen ging er grundsätzlich hungrig zu ihr und pappsatt wieder heim. Und das Fleisch? Das aß er mit großer Leidenschaft. Es schmeckte ihm wunderbar und die Ausnahme vom Vegetariertum hatte sich in seinen Augen gelohnt. Und vegetarisch lebte er dann einfach morgen wieder.

Für die Enkel-Oma-Beziehung war das sehr wichtig, und die beiden haben sich sehr geliebt. Nur vegetarisch war das Ganze nicht. Er aß ganz einfach seltener Fleisch als andere. Das Konzept Vegetariertum sieht anders aus. Hin und wieder bei der Oma Fleisch zu essen ist nicht vorgesehen. Egal aus welchem Grund er sich ursprünglich zur fleischlosen Ernährung entschieden hat, wird er dieses Ziel wahrscheinlich nicht erreicht haben.

In der Kneipe, in der ich jobbte um mein Studium zu finanzieren, saß jeden Abend ein einsamer Herr am Tresen und trank fünf bis sechs Bier. Das tat er schon seit Jahren und die Spuren des Alkohols hatten sich bereits tief in sein Gesicht eingegraben. Aber immer im Januar blieb er zuhause. Da trank er keinen Alkohol. Er sah sich als gefährdet an, alkoholkrank zu werden, und tat das „vorbeugend". Einmal arbeitete ich in der Nacht vom 31. Januar zum 1. Februar in der Kneipe. Um Mitternacht kam der einsame Herr herein. Es war nun seit einer Minute Februar, Zeit also, endlich wieder ein paar Biere zu trinken. Als ich um 1 Uhr Feierabend machte, hatte er seine fünf Bier schon getrunken.

Er kann das natürlich so machen. Aber es ist sicher kein Leben jenseits des Alkoholismus. Und die gesundheitlichen Vorteile seines trockenen Januars sind vermutlich bereits am 2. Februar wieder verpufft.

Manche Dinge kann man nicht mal machen und mal nicht. Wer am Wochenende Fleisch isst, lebt nicht vegetarisch. Er isst einfach nur weniger Fleisch. Wer sich hin und wieder oder regelmäßig betrinkt, lebt nicht abstinent. Manche Dinge sind eine Lebenseinstellung und wer diese

Lebenseinstellung teilen möchte, entscheidet sich dafür, sie möglichst ohne Ausnahmen zu leben.

Dazu gehört theoretisch auch das Pacing, die Kunst, sich seine knappe Energie gut einzuteilen und nie ganz ohne dazustehen. Manchmal posten Betroffene im Internet Fotos von Aktionen, für die sie eigentlich keine Kraft hatten. Der Kommentar darunter klingt in etwa so: „Ich bin gecrasht. Aber das war es Wert. Heute muss ich Pacing machen."

Ja, es gibt Zustandsverschlechterungen, die waren es Wert. Viele von uns sind ausgehungert danach, endlich wieder ein bisschen am Leben teilnehmen zu können. Die Sehnsucht, ausgiebig Zeit mit Freunden zu verbringen, steigert sich mit der Zeit ins Unermessliche. Der Wunsch, endlich wieder etwas zu erleben! Und manche Gelegenheiten kommen nicht wieder: Geburtstage, Hochzeiten, Urlaub.

Aber wer hofft, durch Pacing eine Verbesserung des eigenen Zustandes hinzubekommen, für den gilt: Pacing ist immer, 24/7. Pacing ist nicht die Pause, die man macht, wenn man sich überlastet hat, sondern die Kunst, es gar nicht erst so weit kommen zu lassen. Pacing findet nicht dann statt, wenn wir sowieso gerade vollkommen erschöpft auf dem Sofa liegen. Es findet statt, wenn es uns ganz gut geht, wenn wir endlich einmal mit Freunden zusammen sitzen und die Kräfte erst demnächst zur Neigen gehen. Wenn wir einen kleinen Ausflug machen und lieber einen größeren machen würden. Wenn Verwandtschaft da ist, die man selten sieht, und für die man gern über seine Grenzen hinaus ginge. Es findet immer dann statt, wenn man sich endlich wieder der unbeschwerten Lebensfreude hingeben möchte. Oft scheitert Pacing daran, dass es einem in den schönsten Momenten des Lebens ungeheuerlichen Verzicht aufbürdet.

Pacing scheitert aber auch daran, dass es sich mit vielen Aufgaben und Pflichten nicht verträgt: Ein Arbeitgeber wird wenig Verständnis dafür haben, wenn man Wert auf Pacing legt, während gleichzeitig eine wichtige, vertraglich festgelegte Frist für einen Auftrag abläuft. Auch fragen kranke Kinder nicht danach, ob die Energie der Eltern eigentlich schon aufgebraucht ist. Und irgendwann hätte man auch gern wieder eine aufgeräumte Wohnung.

Pacing scheitert auch an Freunden, die nicht wissen, was die Krankheit bedeutet, und einladen länger zu bleiben. Ich kann diese Freunde gut verstehen. Wie soll man die Krankheit auch verstehen? Wie soll man verstehen, dass jemand nach Hause muss, so lange er oder sie noch fit wirkt? Wie soll man verstehen, dass es manchmal auf zehn Minuten ankommt? Wie soll man verstehen, dass die Zustandsverschlechterung ein Vorgeschmack auf die Hölle ist, wenn man diesen Teil der Krankheit nie zu Gesicht bekommt? Dann liegen die Betroffenen allein im abgedunkelten Raum mit Ohrschonern auf den Ohren und ertragen keine Menschen um sich. Dieser Teil der Krankheit ist für die meisten Menschen unsichtbar.

Im Moment ist Pacing das einzige, was den Zustand nicht nur stabilisieren kann, sondern auch verbessern. Etwas anderes haben wir (noch) nicht. Es ist nicht „faul herumsitzen" oder „nichts leisten wollen", sondern strengste Disziplin und harte Arbeit.

Die Zeit, die ich am Leben anderer teilnehmen kann, wird durch strenges Pacing Minute für Minute länger. Die Zeit, die ich danach zur Erholung brauche, wird kürzer. Und die Erschöpfung selbst fühlt sich nur noch so an, als sei ich zwei Wochen untrainiert mit einer Horde Sportstudierender durch die Rhön gewandert, nicht mehr wie die Besteigung aller vierzehn Achttausender hintereinander.

Das „Mailänder Parkhaus-Problem"

In manchen Dingen bin ich eine echte Spätentwicklerin. So kam es, dass ich schon deutlich in meinen dreißiger Jahren war, als ich zum ersten Mal nach Italien fuhr, und das mit meinem ersten eigenen Auto, das ich auch erst kurze Zeit besaß. Ich hatte kein genaueres Ziel vor Augen als „Italien". Mit dabei hatte ich meine kleine Reisekasse. Sie war nicht ganz eng, aber beileibe nicht üppig. Aber ich hatte schon gemerkt, dass Italien insgesamt günstiger war als Deutschland und war zuversichtlich, einem schönen Urlaub entgegen zu gehen. So fuhr ich vormittags in Mailand ein.

Mit meinem ersten eigenen Auto war ich bis dahin in die nahegelegene Kleinstadt gefahren und hatte dort gelernt, dass es viel praktischer ist, ein Auto im Parkhaus zu parken als am Straßenrand mit Parkautomat. Am Straßenrand muss man sich vorher entscheiden wie lange man bleibt. Im Parkhaus zahlt man hinterher genau das, was man gebraucht hat. Und teurer war das Parkhaus auch nicht. Dieses Wissen übertrug ich entsprechend auf Mailand. Außerdem hatte ich ja bemerkt, dass

Italien günstiger war als Deutschland. So fuhr ich das erste Parkhaus an, das ich ohne Sprachkenntnisse als solches erkennen konnte.

Zwei Dinge fielen mir sofort auf. Erstens war das Parkhaus wahnsinnig eng, und ich fragte mich, wie die anderen in diese kleinen Parkplätze gekommen wären. Und zweitens herrschte eine extreme Dichte an besonders hochpreisigen Autos.

Plötzlich standen zwei Mitarbeiter des Parkhauses vor mir und redeten auf mich ein. Da sie italienisch sprachen und ich nicht, verstand ich kein Wort. Hinter mir bildete sich bereits eine Schlange hochpreisiger Autos mit ungeduldigen Fahrern. Schließlich verstand ich: Hier parken die Mitarbeiter des Parkhauses die Autos ein. Sie forderten mich auf, den Schlüssel und das Auto abzugeben. Recht war mir das nicht, immerhin sollte ich wildfremden Menschen ein Auto anvertrauen, für das ich noch die Raten abzahlte. Aber umkehren konnte ich auch nicht, dazu war es zu eng. Und ich wollte so gern Mailand sehen. Also gab ich mein Auto ab und machte mich auf, einen schönen Tag in Mailand zu verbringen.

Eher zufällig fiel mein Blick beim Rausgehen auf ein Schild, auf dem irgendetwas in italienischer Sprache stand. Und ganz langsam dämmert es mir, dass das die Preisliste für just dieses Parkhaus war: 12 Euro für 30 Minuten. Anfang des Jahrtausends ein Vermögen.

Schlagartig passte ich meine Pläne für Mailand den Kosten des Parkhauses an: Ich kann mir maximal zwei Stunden leisten: einmal schnell durch den Dom huschen, einmal schnell an den Geschäften vorbeirennen.

Hinterher hab ich mir oft überlegt, wie lange ich wohl in Mailand geblieben wäre, wenn ich nicht zufällig auf dieses Preisschild geschaut hätte. Ganz sicher bis weit in den Nachmittag hinein, vielleicht auch noch bis in den Abend. Und die ganze Zeit hätte das Parkhaus gekostet und gekostet, ohne dass ich es gemerkt hätte. Im schlimmsten Fall wäre die Reisekasse zu Ende gewesen, bevor der Urlaub richtig angefangen hätte.

Wie dieses Mailänder Parkhaus funktioniert der Adrenalin-Schub. Wenn etwas besonders schön oder besonders aufregend ist, und wir nicht rechtzeitig genug eine Pause einlegen, dann schaltet der Körper auf Überlebensmodus: er schüttet Adrenalin aus. Dieses Adrenalin ist eigentlich dafür da, sich in Sicherheit zu bringen. Es mobilisiert Kräfte, auf die man sonst nicht zugreifen kann. Bei vielen Menschen mit chronischem Fatigue-Syndrom führt das dazu, dass sie sich fühlen, als seien sie gesund. Endlich! Da sitzt man seit langem einmal wieder mit Freunden zusammen und spürt keinerlei Schmerzen und keinerlei Erschöpfung! Sollte der Spuk endlich vorbei sein? Vor lauter Glück bleiben wir noch ein Stündchen länger. Die Freunde freuen sich mit. So schlimm kann dieses LongCovid also gar nicht sein! Abends posten wir noch schnell im Internet ein Foto von unserem Erfolg, und unsere Hoffnung, das Schlimmste überstanden zu haben.

Am nächsten oder übernächsten Tag lässt der Adrenalinspiegel langsam nach und präsentiert uns die Rechnung. Wie im Mailänder Parkhaus lief die Uhr die ganze Zeit mit. Und wie im Mailänder Parkhaus sind die Preise exorbitant hoch. Während eines Adrenalin-Schubs kann man seine Reisekasse an Energie ordentlich zu Grunde richten ohne es zu ahnen.

Wer das Prinzip des Adrenalin-Schubs nicht verstanden hat, steht dann vollkommen verwirrt da. Wie kann es sein, dass es nun doch wieder zu so einem Einbruch gekommen ist? Man war doch auf dem Weg der Besserung! Alles war doch wieder gut! Und jetzt das.

Schlechte Freunde denken dann vielleicht: „feiern kann sie, und hinterher erzählt sie was von „Erschöpfung". Ich bin auch „erschöpft" nach der Fete!"

Gute Freunde verzweifeln mit einem: „jetzt sah doch alles so gut aus! Warum aus heiterem Himmel dieser Einbruch?"

Gegen das „Mailänder Parkhaus-Problem" hilft nur eiserne Haushaltsdisziplin. Dafür muss man die Preise gut kennen. Zum Glück unterliegen sie keinen extremen Kursschwankungen. Und lohnende Sonderangebote gibt es leider nie. Wer Montag bis Samstag 2000 Schritte am Tag schafft und danach vollkommen erschöpft ist, wird am Sonntag keine 5000 Schritte schaffen. Jedenfalls nicht zum gleichen Preis wie sonst die 2000. Wer normalerweise drei Stunden arbeiten kann, und nun nach fünf Stunden immer noch nicht müde ist, kann sich sicher sein, ins „Mailänder Parkhaus" geraten zu sein. Bei LongCovid sind spontane Wunderheilungen von einem Tag auf den anderen höchst selten.

Das Gefährliche am „Mailänder Parkhaus" ist, dass es wirkt, als habe man einen besonders guten Tag erwischt. Hat man aber gar nicht. Man ist genauso viel oder wenig belastbar wie sonst auch, nur dass man es nicht merkt.

Ich versuche mir von allem, was ich tue, die Preise zu merken: Wie lang kann ich normalerweise mit Freunden Zeit verbringen? Auf diese Zeit stelle ich mir einen Timer. Der erinnert mich daran, dass ich gehen muss, auch wenn ich noch keine Müdigkeit spüre. Wie weit kann ich normalerweise mit dem E-Bike fahren? Das ist der Maßstab für die Tage, die sich nach guten Tagen anfühlen. Das ist meine Art der Haushaltsdisziplin.

Das „Klassensprecher-Syndrom"

Eine Studienfreundin ging nach dem Studium Anfang des Jahrtausends in den Schuldienst. Nach drei Wochen erzählte sie mir: „Du kannst in jede x-beliebige Klasse gehen. Du brauchst in der Klasse niemanden zu kennen. Spätestens nach 5 Minuten weißt Du, welcher der „Kevin" ist."

Damals war das zuverlässig das lauteste Kind der Klasse. Heute heißen die anders, und manch ein Kevin von Damals hat es bis in die hohe Politik geschafft. Auch das macht Hoffnung, dass die Zeit Wunden heilen kann.

Geblieben aber ist, dass jede Klasse ein bestimmtes Repertoire an Kindern entwickelt: Einer ist immer der „Kevin", auch wenn er heute anders heißt. Für Lehrer und Lehrerinnen sind „Kevins" eine echte Herausforderung. Sie wünschen sich vielleicht lieber mehr von denen, wie der „Jan-Torben" einer ist: immer still, immer ruhig, zappelt nicht herum, redet nicht mit seinen Sitznachbarn. „Jan-Torben" aber bekommt vom Unterricht in Wahrheit noch weniger mit als „Kevin", denn er liest unter der Bank sein Buch.

Er ist vollkommen draußen und macht letztlich gar nicht mit. Aber wenigstens stört er nicht!

Am anstrengendsten aber sind der Klassensprecher und die Klassensprecherin. Ständig ergreifen sie im Namen aller das Wort, wollen gehört werden, kommen noch einmal auf ihr Anliegen zurück, das doch schon tausendmal abgelehnt wurde.

Gute Lehrerinnen und Lehrer aber wissen: „das ist ihre Aufgabe. Genau dafür sind sie von der Klasse gewählt worden: Missstände aufzeigen, über eine Not in der Klasse informieren, zum Wohle aller die Stimme erheben." Gute Lehrerinnen und Lehrer wissen auch, wann sie auf die Klassensprecherin hören sollten und wann nicht. Hört man zur rechten Zeit auf sie, kehrt wieder Ruhe in die Klasse ein.

Hört man hingegen nie auf sie, wird die Unruhe in der Klasse wachsen. Die „Kevins" springen dem Klassensprecher bei, beschweren sich in einer für einen „Kevin" üblichen Lautstärke. Nele Lisamarie, die sonst so brav ist, wird im Rahmen ihrer Möglichkeiten aufbegehren. Und am Ende wird sogar „Jan-Torben" sein Buch weglegen und meutern – wahrscheinlich sogar zu Recht. Ein gutes Verhältnis zwischen Lehrerin und

Klassensprecher kann eine Menge Arbeit ersparen, auch wenn der Klassensprecher nervt.

Meinem LongCovid-Körper geht es genauso wie einer Schulklasse. Auch in mir gibt es „Klassensprecher". Lange war es das linke Bein, während ich diese Zeilen schreibe ist es der linke Arm. Er ist der erste, der sich meldet, wenn es zu viel wird. Wie jeder anständige Klassensprecher geht mir der linke Arm dabei unglaublich auf die Nerven. Aber ich lerne, ihn in seinem Amt als Klassensprecher ernst zu nehmen. Es ist sein „Job", mir mitzuteilen, dass noch lange nichts gut ist und ich Pausen brauche. Wenn ich nicht auf ihn höre, ist es seine Aufgabe, lauter und deutlicher zu werden.

Ich fände es praktischer, der linke Arm könnte normal mit mir reden und mir einfach rechtzeitig sagen: „demnächst solltest Du auf dein Sofa zurück!" Statt dessen tut er weh, als habe man ihn abgeklemmt und sei er nicht mehr durchblutet. Er fühlt sich an, als sei jede Kraft aus ihm gewichen. Er vergisst, wie er sich bewegen soll. Kurz gesagt, er hat in seinem Amt einen gewissen Hang zur Theatralik. Aber eigentlich macht er nur seine Aufgabe, und die macht er gut: Er teilt mir verlässlich mit, dass nicht alles in Ordnung ist, und ich die Bedürfnisse meines Körpers nicht überhören soll. Höre ich bereits auf den linken Arm, kommen wir alle ganz gut miteinander zu Recht. Höre ich nicht auf den „Klassensprecher", aktiviert er den „Kevin", die „Nele Lisamarie", den „Jan-Torben" und wie sie alle heißen. Am Ende tut jeder Muskel und jeder Nerv einfach nur noch weh.

So gut es geht, versuche ich, dem „Klassensprecher" eine gewisse Dankbarkeit entgegen zu bringen, dafür, dass er seine Aufgabe letztlich gut macht: mir verlässlich mitzuteilen, dass ich eine Pause brauche. Und ich bin bereits gespannt, wen mein Körper bei der nächsten Klassensprecherwahl wählt. Ich wäre für „Jan-Torben", von dem bekommt man am wenigsten mit. Denn trotz allem nerven „Klassensprecher".

Von der Stauforschung lernen

Wenn man Menschen fragt, warum ein Stau entsteht, denken sie an Baustellen, Unfälle und andere Hindernisse auf der Autobahn. Die meisten Staus aber entstehen scheinbar aus dem nichts und ohne sichtbaren Auslöser. Sie entstehen, weil zu viele Autos auf zu engem Raum fahren. Bremst dann der vorderste Fahrer von 140 km/h auf 120 km/h ab, tut der, der hinter ihm fährt, gut daran, ebenfalls zu bremsen. Da er nicht weiß, wie stark das Auto vor ihm abbremst, bremst er vorsichtshalber etwas mehr ab, auf 110km/h vielleicht. Die Frau hinter ihm muss nun auch bremsen. Sie bremst auf 100 km/h ab. Das setzt sich nach hinten fort, bis der Verkehr steht. Der Fahrer, der den Stau ausgelöst hat, bekommt von dem allen nichts mit. Er hört eine halbe Stunde später im Verkehrsfunk von dem Stau und denkt sich, dass er mal so richtig Glück hatte. Wäre er nur eine halbe Stunde später losgefahren, stünde er jetzt im Stau! In Wahrheit aber gäbe es den Stau gar nicht, wenn er eine halbe Stunde später losgefahren wäre.

Im Stau selbst spielt sich dann etwa Folgendes ab: Meine Frau stellt den Tempomat auf das Tempo des Staus und fährt ganz gleichmäßig durch. Ich hingegen bemühe mich zwar auch darum, aber ab und an geht es dann doch mit mir durch. Ich trödel extra, damit es eine etwas größere Lücke vor mir gibt, und gebe dann kurz mal Gas. Oder ich blicke neidvoll auf die andere Fahrspur. Fahren die schneller als ich? Da ist einer, der sich auch gerade eine größere Lücke erarbeitet, um mal kurz Gas zu geben! Die Lücke nutze ich, um schnell die Spur zu wechseln. Ich bilde mir dann einen kurzen Augenblick lang ein, ich käme schneller vorwärts.

Wenn es alle machen würden wie meine Frau, wäre das für alle der schnellste Weg durch den Stau. Da aber viel zu viele so reagieren wie ich, entsteht der Stau quasi immer neu. Denn mein Tempowechsel verursacht im Kleinen wieder das, was der erste Fahrer ausgelöst hat. Mein Hintermann bremst – hoffentlich – ebenfalls ab, vorsichtshalber mehr als ich es getan habe.

Die Stauforschung hat herausbekommen, dass es auch auf einer überfüllten Autobahn keine Staus gäbe, und damit alle zusammen am schnellsten am Ziel wären, wenn jedes Auto zwischen 80 und 100 km/h fahren würde. Jedes! Auch der Mustang meines Bruders! Mein Bruder würde bei der Fahrt fast umkommen vor Langeweile. Und er als

Einzelner käme später an, als wenn er seinen sportlichen Fahrstil würde ausfahren können. Außer er gerät in einen Stau. Dann nutzt ihm sein Mustang auch nicht viel.

Übertragen wir diese Erkenntnisse auf LongCovid und stellen uns vor, jeder Teil in uns wäre ein eigener Autofahrer. Die Lebenslust in uns fährt wie mein Bruder – sportlich im schnellen Auto. Die Vernunft fährt wie meine Frau: spritsparend, vorausschauend. Die Angst vor dem nächsten Crash fährt wie meine Mutter fuhr: immer mit dem Fuß auf der Bremse, immer deutlich langsamer als die anderen. Die Ungeduld fährt wie ich: gibt mal Gas und bremst dann aus. Ebenfalls auf der Autobahn befinden sich das Pflichtbewusstsein, die Prägungen, die gesellschaftlichen Erwartungen, die Ansprüche an sich und viele andere mehr. Alle wollen so schnell wie möglich in der Gesundheit ankommen, alle wollen die „Straße der Krankheit" so schnell wie möglich verlassen.

Sie alle kämen am schnellsten an, wenn sie konstant 80 bis 100 km/h fahren. Dafür müsste man es schaffen, den „inneren Mustangfahrer" zu überreden, wie meine Frau zu fahren. Ob das gelingen kann, weiß ich nicht. Er fährt einfach gern schnell, deswegen hat er sich extra genau dieses Auto zugelegt. Ich versuche immer, ihm klarzumachen, dass wir erst gesund sind, wenn alle Teile angekommen sind. Es nutzt ihm also nichts, vor uns anzukommen, wenn die anderen dann im Stau stehen. Es nutzt auch nichts, wenn fast alle drängeln außer meiner Mutter, und es deswegen zu einem Crash kommt. Allen muss klar werden, dass „langsam machen" der schnellste Weg ist. Allen, bis auf meiner inneren Mutter. Der müsste man Mut machen, dass Tempo 80 bis 100 gar nicht zu schnell ist, und ihr nichts passiert, weil sie von keinen Rasern mehr gefährdet wird. Denn ein zu langsam gibt es auch.

Wenn ich wieder einmal voller Ungeduld denke, das Leben ziehe ohne mich an mir vorbei, dann hole ich mir dieses Bild heraus. Auf die Zeit gerechnet komme ich in gemäßigtem Tempo schlicht am schnellsten und unfallfrei voran.

Mein „Lebensregal"

Wenn man sein Leben in Regale packen könnte, käme im Laufe des Lebens eine ganz ordentliche Bibliothek zusammen. Wie viele Regale allein das Berufsleben anfüllt, mit Erfolgen und Misserfolgen, mit stumpfer Pflichterfüllung und mit Berufung, mit über- und mit unterbezahlten Zeiten. Daneben die Regale für Hobbys und Freizeitbeschäftigungen: manches nur einmal benutzt, anderes vom Gebrauch gezeichnet.

Meine „Lebens-Bibliothek" brach mit den ersten Crashs zusammen. Diese wunderbare Ansammlung von „Regalen", in die ich all die Lebensjahre alles hineingestropft hatte, was mich ausmachte: Meine Arbeit, meine Freizeitgestaltung, meine Hobbys. Es brauchte einige Zeit, bis mir bewusst wurde, dass komplett alles zusammen gebrochen war. Es gab schlicht keinen einzigen Lebensbereich mehr, der nicht von LongCovid betroffen war. Jede Tätigkeit wurde durch die Krankheit zumindest massiv beeinträchtigt. Wahrscheinlich brauchte ich zum Realisieren auch deswegen so lange, weil ich selbst unter dem Regalberg begraben lag. Ich konnte mir keinen Überblick verschaffen, weil ich

Teil dieses zerstörten Haufens war. Zunächst einmal musste ich mich aus diesem Berg an Zerstörung befreien.

Dann aber wollte ich mich ans Aufräumen machen. Selbstverständlich sollte es hinterher fast genauso schön aussehen wie vorher. Alle Hobbys wollte ich wiederhaben. Alle Arbeitskraft. Alle Fantasie. Alle Freizeitvergnügen.

Ich machte mich ans Werk. Gewissenhaft baute ich das erste Regal auf und befüllte es. Beim nächsten Crash lag wieder alles auf dem Boden. Immer wieder schaute ich auf den Haufen: Das muss alles wieder eingeräumt werden. Wie soll das gehen, wenn schon das erste Regal immer wieder einstürzt?

Nach einem halben Jahr stand schließlich eines von vielen Lebensregalen relativ solide da. Es hatte nur noch vier oder fünf Böden, nicht sieben oder acht. Da betrachtete ich dieses Lebensregal und dachte: „wer sagt eigentlich, dass du „alles" wieder aufbauen musst? Vielleicht reicht ja auch dieses eine? Noch ist es leer. Fülle es doch einfach mit dem, was dir wichtig ist, und nutze die Gelegenheit, für den Rest eine große Mulde zu bestellen! Minimalistisch leben ist in. Reduzieren auf's Wesentliche auch. Was für eine Gelegenheit, darüber nachzudenken, was wirklich wichtig sein sollte in deinem Leben!"

Es war ein besonderer Moment, als mir dieses Bild kam. Denn in mir stieg, zum ersten Mal seit der Krankheit, Neugier auf. Ich war unglaublich gespannt, was mir am Ende so wichtig sein wird, dass es Platz in meinem kleinen Lebensregal findet. Und ich war fest entschlossen, Ordnung zu halten. Wenn man nur noch ein Lebensregal hat, soll sich darin kein Zeug mehr ansammeln. Es soll nur noch Platz sein für Dinge, die mir wirklich wichtig sind.

Seit dem versuche ich, lieber das momentane Leben zu gestalten, als mich auf den Kampf um das Verlorene einzulassen. Das klappt nicht immer, angesichts des riesigen Berges, den ich nicht retten kann. Aber bei aller Trauer versuche ich mir auch die Neugier zu erhalten. Ich bin gespannt, was sich wirklich als so wichtig herausstellt, dass ich es unbedingt in mein winzigkleines Lebensregal stellen möchte, und was getrost entsorgt werden kann. Ich lerne ganz neue Seiten an mir kennen.

Kapitel 2: Alltag mit LongCovid

Wiedereingliederung

Die Wiedereingliederung zum April war meine Idee. Ich wollte zwei Monate 25% arbeiten, weitere zwei 50%, im Schlussspurt noch schnell zwei Monate 75% und spätestens im Oktober wäre ich wieder auf dem Damm. Es klang nach einer guten Idee, aber rückblickend muss ich zugeben: es war nicht die beste meines Lebens. Es hätte dem Körper wahrscheinlich besser getan, noch zwei bis drei Monate zu warten. Aber ich bin nicht nur Körper. Das Gemüt braucht auch seine Streicheleinheiten. Und die bestanden zu dem Zeitpunkt darin, mich glauben zu lassen, der Spuk sei in einem halben Jahr vorbei. Es war purer Dickkopf.

Ich hatte eine englische Statistik gelesen. Dort hieß es, dass 80% der von LongCovid betroffenen zwischen dem 5. und dem 12. Monat kaum Verbesserung verspürten. Daher hatte sich in meinem Unterbewusstsein festgesetzt, dass ich am Besten vor dem Ablauf des 5. Monats wieder halbwegs gesund sein sollte. Das aber war ich nicht – nur wollte ich es noch nicht wahrhaben.

Das erste Problem war ein mathematisches. Ich habe mich schlicht beim Berechnen meiner Fähigkeiten und Grenzen immer wieder verrechnet. Wenn ich mir ausgerechnet habe, dass ich etwas schaffen könnte, habe ich als Belastung nur die Arbeit selbst gerechnet. Vergessen habe ich, dass auch der Weg zur Arbeit zur Reizüberflutung beiträgt. Vergessen habe ich auch, dass Arbeiten nicht allein darin besteht, zu kommen, abzuliefern und wieder heimzugehen. Arbeiten besteht auch aus Beziehungspflege und Absprachen. Und Beziehungspflege und Absprachen setzt voraus, dass man Kontakt mit Menschen hat. Aber Menschen produzieren Reize, und Reize produzieren Reizüberflutung.

Ich war anfangs vollkommen überfordert. Gleichzeitig war ich selig, dass wieder wenigstens ein bisschen etwas ging. Aber ich habe einen hohen Preis dafür gezahlt. Neben den 25% Arbeit gab es nichts mehr in meinem Leben, außer erschöpft auf dem Sofa zu liegen. Für den Rest war meine Frau zuständig: kochen, mit den Hunden rausgehen, einkaufen. Nach zehn Stunden Arbeit in der Woche reichte die Kraft noch fürs Atmen. Aber ich war glücklich, ein bisschen Freiheit zu schnuppern. Es war teuer erkaufte Freiheit. Hatte ich einen der wenigen Termine, bei denen ich auf andere Menschen stieß, musste ich anfangs den Tag davor und den Tag danach als Pausen fest mit einplanen. Aber es war mir egal, denn ich dachte, es sei nur für eine kurze Zeit. Schwierig waren Termine am Nachmittag. Denn wenn ich sicher sein wollte, dass ich sie wahrnehmen kann, brauchte ich über Mittag eine Zeit der absoluten Ruhe. Ich war aber noch gar nicht müde, denn der Termin stand ja noch bevor. In dieser Pause fühlte ich mich oft so hilflos wie ein fünfjähriges Kind, dem man gesagt hat: „wenn du jetzt keinen Mittagsschlaf machst, darfst du nachher nicht mit der Oma spielen."

Anfang Mai sollte ich eine größere Festlichkeit leiten, die für die Anwesenden hohe emotionale Bedeutung hatte. Eine Arbeit, die ich seit Jahren gern mache und kann. Nun aber war klar: es werden viele Menschen da sein, es wird viele Geräusche geben, und es wird eineinhalb Stunden in Anspruch nehmen, also eine halbe Stunde länger dauern als sonst, bis ich wieder auf dem Sofa liege. Entsprechend nervös war ich bereits Wochen vorher. Ich sprach zwei junge Kolleginnen an, ob sie die Feierlichkeit mit mir gemeinsam gestalten können. Beide sagten zu. Jedenfalls war das in meinem Nebelhirn so angekommen. Mit der einen Kollegin gab es aber ein Missverständnis. Sie hatte einen anderen, privaten Termin, und hatte nicht sagen können, ob das anders organisiert werden kann. Das abschließende „ich würde mich sonst noch mal melden" war bei mir hängengeblieben als „falls es nicht klappt" und bei ihr als „falls ich doch mitmachen kann." Dieses Missverständnis kam erst zehn Tage vor der Feierlichkeit heraus, als wir schon mitten in den Vorbereitungen waren und sie fest eingeplant hatten. Mich warf ihr lapidarer Hinweis, dass sie nicht kommt, vollkommen aus der Bahn. Am liebsten hätte ich hingeworfen. Aus gesunden Zeiten kenne ich das nicht von mir. Unvorhergesehenes ließ mich früher aufblühen. Improvisieren liegt mir mehr als ein geregelter, immer gleicher Ablauf. Normalerweise liebe ich das gepflegte Chaos. Und wenn es nicht von allein kommt, helfe ich nach und mache mir eines.

Nun aber verzweifelte ich: Wie sollen wir das zu zweit schaffen? Ich krank und die andere Kollegin Berufsanfängerin am Ende der praktischen Ausbildung, ohne Erfahrung und bereits im Prüfungsstress? Zwei Tage lang war ich deswegen kurz vor dem Aufgeben. Ich zermarterte mir das Hirn, wen ich noch um Hilfe bitten konnte. Es fiel mir niemand ein. Also musste ich da durch. Aber ich hatte ernsthaft Respekt vor der für mich in diesem Jahr riesigen Aufgabe.

Wir haben das Ganze gut hinbekommen, auch weil die junge Kollegin sehr gut ist. Warum also hatte ich mich so aufgeregt?

Wären wir zu dritt gewesen, wäre es auf mich nicht mehr angekommen. Ich hätte noch am Morgen sagen können: „Mädels, ich kann doch nicht. Ihr schafft das ohne mich." Jetzt aber war klar, dass in dem Fall die junge Kollegin zu viel gehabt hätte. Ich musste also da sein. Wie aber sollte ich das garantieren, wenn schon die leichteste Überlastung zu so starken Schmerzen am ganzen Körper führen, dass man sich kaum noch rühren kann? Um diesen Termin wahrzunehmen, habe ich am Tag vorher jede noch so kleine Anstrengung vermieden. Jedes kleinste bisschen Kraft musste angespart werden. Ich habe keine Wäsche abgchängt, keine Spülmaschine eingeräumt, kein Buch gelesen und keine Musik gehört, nur in der Stille gelegen. Von dieser Art der Vorbereitung ahnten die anwesenden Gäste später nichts. Und auch nichts von der Nachbereitung, die vollkommen entkräfteten Stunden hinterher und die Atemnot. Die anwesenden Gäste haben mich in den fittesten 90

Minuten der ganzen Woche erlebt – weil ich alle Kraft für diese Feierlichkeit gespart habe. Die Gäste freuten sich, mich so munter zu sehen. Einige hatten von meiner Krankheit gehört und wähnten mich nun auf der Seite der Gesunden. Sie hatten ja gesehen, dass ich wieder kann. Das ist eines der ganz großen Probleme dieser Krankheit: Man bekommt mich genau dann zu sehen, wenn man die Krankheit gerade einmal nicht sieht. Wenn man die Krankheit sehen kann, bin ich zuhause auf meinem Sofa und brauche Ruhe. Darum verstehe ich jeden, der die Krankheit nicht versteht. Sie ist nicht sichtbar. Sichtbar bin ich nur, so lange ich halbwegs Kräfte habe.

Dass mein Plan zur Wiedereingliederung so nicht klappen kann, wurde Ende Mai klar. Es war wieder ein Fest, ich sollte nur einen kleinen Teil übernehmen, meine eigentliche Aufgabe wäre in einer halben Stunde zu erledigen und in dieser halben Stunde wären auch nicht allzu viele Menschen um mich herum. Also sagte ich siegessicher zu. Ich hatte aber einiges vergessen in meine Energiebilanz mit einzurechnen: Den Weg hin und zurück hatte ich gar nicht berücksichtigt. Die Rahmung des Festes mit Musik und gemeinsamem Singen und Kinderchor hatte ich vollkommen falsch eingeschätzt. Mir war bis dahin nicht annähernd klar, was man alles als „Belastung" einrechnen muss.

Am Festtag selbst verließ ich um 9.30 Uhr mein Sofa. Das Fest mit 400 Gästen begann um 10.30 Uhr mit Gesang, Kinderchor und Textbeiträgen. Die Chorleiterin hatte Lieder ausgesucht zum Mitklatschen, Mittanzen und Mithüpfen. Die Einladung dazu rief sie laut ins Mikrofon und kaum einer wagte, dieser Einladung nicht zu folgen. Nur ich. Ich hatte eine Sonnenbrille vor den Augen, Ohrstöpsel in den Ohren und blieb sitzen. Jedes Gramm Energie zählte! Es war ein Erlebnis der besonderen Art. Da man mir die Krankheit nicht ansieht, gab ich das Bild ab, als habe ich keine Lust mitzumachen und nähme das Fest nicht ernst: Sonnenbrille, Ohrstöpsel, nicht mitmachen! Es brauchte eine gehörige Portion innerer Stärke, mich in diesem Moment nicht zu zwingen, mitzumachen. Statt dessen zwang ich mich, nicht mitzumachen.

An diesem Vormittag habe ich gelernt, was es für Menschen mit Beeinträchtigungen heißt nicht mithalten zu können, was es heißt nicht zu können, wenn „alle" zum Aufstehen animiert werden. Vor aller Augen sah ich mich mit meinem eigenen Scheitern und Nicht-mithalten-können konfrontiert. Einen Moment, den ich mir als wichtige Lernerfahrung für meine eventuelle Rückkehr in die Welt der Gesunden notiert habe.

Mein kleiner Beitrag am Rande des Festes gelang und hat mein Herz erfreut. Die Erinnerung daran wärmt mein Gemüt bis heute. Auch auf den Fotos sehe ich noch einigermaßen gut aus. Danach merkte ich, wie jede weitere Minute mich mehr belastete. Noch einmal sang der Kinderchor. Noch einmal machten alle irgendetwas gemeinsam, nur ich nicht. Dann war der offizielle Teil zu Ende, und das Buffet wurde eröffnet. Nach kurzem Smalltalk hier und da konnte ich endlich wieder heim. Exakt drei Stunden nachdem ich mein Sofa verlassen hatte, lag ich bereits wieder drauf.

Zwei weitere Stunden später begannen die Schmerzen und hielten zwei komplette Tage an. Es fühlt sich an wie eine Mischung aus Muskelkater, Sehnenscheidenentzündung, meiner Vorstellung von Rheuma und vollkommener Schwäche. Dazu kommt das Gefühl, das man hat, wenn Whoopie Goldberg in „Sister Act 2" mit ihren langen harten Fingernägeln über die Schultafel quietscht. In „Sister Act 2" geht dieser Moment eine Sekunde. Jetzt aber hielt er über zwei Tage an.

Nach diesem Erlebnis passten die Ärztin und ich den Wiedereingliederungsplan an: Ich fing im Juni noch einmal von vorne an mit 25% und einem Plan für ein halbes Jahr.

„Sieht man Ihnen aber gar nicht an!"

Seit ich nicht schon zusammenbreche, wenn ich mal kurz das Haus verlasse, hat sich vor allem eines geändert: ich treffe wieder andere Menschen.

Meine Seele findet das ganz wunderbar. Sie ist ausgehungert nach Kontakten. Ich habe beruflich viel mit Menschen zu tun. Da habe ich früher hin und wieder gefunden, weniger Menschen hätten auch gereicht. Ich fand, ich sei heute „übermenscht" worden. Nun findet meine Seele, sie sei „untermenscht". Sie würde gern wieder in große Runden gehen, mit vielen Menschen wild durcheinander quatschen, zuhören, erzählen, argumentieren.

Mein Körper aber findet, Menschen hätten alles, was er nicht kann. Sie sind laut, sie bewegen sich, treten im Rudel auf. Er antwortet auf Begegnungen ab einer bestimmten Länge mit Schmerzen und Schwäche und erklärt mir lang und breit, dass er „so was" nicht noch mal machen müsse. Deswegen ist es meine Aufgabe, die Dauer einer Unterhaltung so genau zu planen, dass zwar die Seele auch ein wenig auf ihre Kosten kommt, der Körper aber nicht zusammenbricht. Für viele

Menschen ist meine Rechnerei und Planerei nicht zu verstehen. Das liegt bei den Meisten nicht daran, dass sie es nicht verstehen wollen. In meinem Umfeld mühen sich alle sehr. Es liegt am Wesen der Krankheit.

Jede Form von Außenreizen füllt das Fass „Belastung" an. Und wie ein einziger Tropfen das Fass zum Überlaufen bringt, so können am Ende einer Begegnung wenige Minuten darüber bestimmen, ob ich später mit oder ohne Schmerzen auf dem Sofa ausruhe. Wie soll man als Außenstehender verstehen, dass ich glücklich und fast schon euphorisch-überdreht ankomme, um dann später zu behaupten, mir sei die Begegnung zu viel gewesen?

Seit April also treffe ich wieder öfter auf Menschen. Diejenigen, die mich mögen, fragen: „geht es Ihnen denn langsam besser?" Und ich antworte: „Wenn Sie den Satz bei „langsam" betonen, antworte ich mit „Ja". Es wird besser, aber extrem langsam." Manche erwidern dann: „aber Sie sehen wieder ganz gut aus!". Und ich sage dann: „Danke für das Kompliment. Aber das ist meiner Meinung nach Teil des Problems. Man sieht mir die Krankheit nicht an. Sie ist aber trotzdem da." Und dann erzähle ich kurz. Immer mehr Gesprächspartner reagieren, indem sie mir dann von sich, von Freunden oder von Verwandten erzählen, denen es ebenso geht. Verblüffend viele hören allerdings auch nach bald drei Jahren Pandemie zum ersten Mal davon, dass es solche Verläufe gibt. Andere erzählen, dass sie sich vorgestellt hatten, man sei eben müde, und mehr nicht. Ich nehme es ihnen nicht übel. Auch ich hatte mir das in etwa so vorgestellt. Eine Krankheit die „chronisches Fatigue-Syndrom" heißt, klingt harmlos und nett. Fatigue ist das französische Wort für Müdigkeit. Es klingt nach den Hofdamen am französischen Hof zur Zeit des Sonnenkönigs, die sich mittags ablegen und ihre „Fatigue" pflegen. Nur sehr wenige meiner Mitmenschen wollen diese Krankheit nicht verstehen. In meinem Fall mag das daran liegen, dass ich bisher als eher überidentifiziert mit meiner Arbeit galt. Dadurch kommen nur wenige auf die Idee, ich hätte einfach nur keine Lust mehr zu arbeiten oder würde mich anstellen.

Aber je länger die Krankheit ohne deutliche Verbesserung vor sich hin dümpelt, desto hilfloser lässt sie auch die anderen Menschen zurück. Das fängt schon damit an, dass ich nach der dritten Unterhaltung nicht ernsthaft noch etwas Neues beitragen kann. Vor zwei Wochen konnte ich mich eine Stunde und fünfzehn Minuten unterhalten. Jetzt schaffe ich eine Stunde und sechzehn Minuten. Das sind nicht die Neuigkeiten, mit denen man üblicherweise Gespräche füllt. Und was soll man als gesunder Mensch zum Abschied wünschen? „Baldige Genesung" ist ein offensichtlich vollkommen unrealistischer Wunsch. Ich selbst höre gern so etwas wie: „Viel Kraft, das alles auszuhalten."

Ich erlebe, dass Menschen nicht genau wissen, ob sie sich melden sollen oder nicht. Sie haben verstanden, dass meine Kapazitäten begrenzt sind, und sind sich nicht sicher, wie viel sie davon in Anspruch nehmen können. Es ist aber auch vertrackt, denn während mein Körper jede Mitarbeit verweigert, sehnt sich meine Seele nach ihren Freunden.

Wenn ich andere Menschen treffe, bin ich extrem streng mit mir. Ich versuche auszurechnen, wie viel Kraft ich habe: wie viel Energie musste ich an dem Tag schon benutzen? Musste ich Wegstrecken zurücklegen? Mit welchem Verkehrsmittel? Dann stelle ich am Anfang einen Timer und teile mit: „Ich habe den Timer auf soundsoviel Uhr gestellt. Wenn er klingelt, können wir den aktuellen Gedanken noch fertig besprechen und uns in Ruhe verabschieden." Für mich hat das den großen Vorteil, dass ich dadurch die wenige Zeit, die ich habe, unbeschwert genießen kann. Die Seele weiß, sie hat jetzt eine Stunde Zeit, einen wichtigen Menschen zu treffen. Der Körper weiß, dass er diese Begegnung schmerzfrei überstehen wird. Diese Stunde gehört dem anderen Menschen, ohne dass im Hinterkopf mitlaufen muss: „werde ich deswegen einen Crash bekommen?"

Die Reaktionen darauf sind unterschiedlich. Meine Schwester meinte neulich, sie fände es entlastend zu wissen, dass ich für mich sorgen kann, und sie sich nicht fragen muss, wann sie mich überfordert. Auf diesen Blickwinkel war ich selbst gar nicht gekommen. Ein Kollege war gleich so begeistert, dass er nun ebenfalls den Timer nutzt, wenn er Teamsitzungen leitet: „Für diesen Tagesordnungspunkt hat jeder maximal drei Minuten Zeit!" Die Vielschwätzer im Team hassen diesen Trick!

Viele freuen sich, wenn ich meine kostbare Kraft genau mit ihnen teile. Sie sind ähnlich glücklich wie ich, dass wir wenigstens wieder ein bisschen Zeit miteinander teilen können.

Neulich meinte eine Bekannte: „ Also so wie du das machst, so mit dem Timer, meins wäre das ja nicht!" Meins ist es auch nicht. Zum Menschsein gehört, anderen Menschen Zeit zu schenken, ohne mit Minuten zu geizen. Aber die zurückliegende Erfahrung vollkommener Hilflosigkeit über Wochen war für mich traumatisierend genug, alles zu tun, um mich von diesem Zustand zu entfernen. Nach heutigem Stand der Wissenschaft gibt es dafür genau einen Weg: die eigene Energie nie ganz herunterzufahren. Pausen machen, bevor man denkt sie zu brauchen.

In der Welt der Gesunden ist das, was ich tue, ein Zeichen von Missachtung. So lange ich gar nicht zu sehen war, galt ich als krank. Das konnte man verstehen. Aber nun schneie ich kurz vorbei und düse gleich wieder weg. Das gehört sich nicht. Genau so wirke ich für die, die nicht ahnen, was diese Krankheit bedeutet: Vollkommene Schwäche und, wenn man seine Kräfte noch weiter überzieht, schwerste Schmerzen.

In meiner Welt ist es genau umgekehrt: Monatelang war ich nicht in der Lage, Menschen zu treffen. Nun habe ich extra darüber nachgedacht, welche Menschen und welche gemeinsame Sache mir am Wichtigsten sind. Dafür setze ich mein bisschen Kraft ein. Es ist ein Akt der Wertschätzung, diese eine Stunde Zeit, die ich habe, mit einem anderen Menschen zu verbringen. Diesen Widerspruch muss man aushalten können. Ob ich das aushalten will, wurde ich nicht gefragt. Aber mir bleibt nicht viel Wahl. Nach heutigem Stand der Medizin ist das die einzige Möglichkeit zu verhindern, tagelang mit Schmerzen auf dem Sofa zu liegen. Diejenigen, die ich zu Recht meine Freunde nenne, und diejenigen, die sich haben erklären lassen, was das für eine Krankheit ist, halten diesen Widerspruch ebenfalls mit mir aus. Sie alle tun meiner Seele sehr gut.

Und noch eine Tücke der Krankheit macht es schwer, sie von außen zu verstehen. Die meisten anderen Krankheiten haben langsamere Wellen. Wer einen Bandscheibenvorfall hat, kann wochenlang grundsätzlich nichts tragen. Wem ein Bein fehlt, der kann nie etwas von dem tun, wozu man ein zweites Bein braucht. Ob ich aber etwas kann oder nicht, hängt oft von ganz vielen Faktoren ab. Ich kann mich ein bis zwei Stunde am Tag unterhalten, aber keine dritte. An einem Tag treffe ich Herrn Müller oder Frau Maier vormittags und habe nachmittags nichts wichtiges vor. Dann kann ich ohne Mühe mit ihnen plaudern ohne über Erschöpfung zu klagen. An einem anderen Tag aber treffe ich sie abends und habe meine Zeit, mich zu unterhalten, schon aufgebraucht. Wie sollen Herr Müller und Frau Maier verstehen, dass heute andere Bedingungen herrschen als Gestern? Wenn ich vorher noch nichts anderes gemacht habe, kann ich meine Einkäufe selbst tragen. Ich darf nur hinterher nicht mehr viel vorhaben. Ich habe mir die Fähigkeit erhalten E-Bike zu fahren. Das erstaunt viele und nehmen es als Zeichen, dass es mir längst wieder gut gehen muss. Denn andere verlieren diese Fähigkeit im Krankheitsfall oft als erstes. Sie lassen das Fahrrad dann stehen und laufen lieber. Bei mir ist es umgekehrt. Ich verliere das Radfahren als Letztes. Seit ich auf dem kleinen Kinderrad meiner Großmutter auf der unbefestigten Straße vor ihrem Ferienhäuschen Radfahren gelernt habe, nehme ich für jede Strecke das Rad. Es gibt keinen Weg, der kurz genug wäre, nicht das Fahrrad zu nehmen. Wir wohnten früher keine 300 Meter von einem Schwimmbad entfernt. Sogar dahin bin ich mit dem Fahrrad gefahren. Und selbst noch mit einem veritablen Bandscheibenvorfall habe ich für die acht Kilometer zum Kernspin das Fahrrad genommen. Ich hätte damals gar nicht gewusst, wie ich in ein Auto hätte einsteigen sollen. Aber mit dem Fahrrad ging es. Da ich mich eine Zeitlang in Berlin als Radfahrerin gegen den dortigen Verkehr durchsetzen musste, habe ich mir auch einen entsprechend flotten Fahrstil angewöhnt. Jetzt stelle ich mein E-Bike auf „Turbo" und sehe weiterhin ziemlich sportlich dabei aus. Wer das sieht, hat verständlicherweise Mühe, meine Krankheit zu verstehen – vor allem, wenn er mich auf dem Hinweg sieht. Er sieht mich nur schnell vorbeiflitzen. Woher soll er wissen, dass ich den „Turbo" drin habe und nach sehr kurzer Strecke bereits erschöpft sein werde?

Shoppen

Wenn in den Medien von der Not der Einzelhändler und der Veranstaltungsbranche berichtet wird, höre ich das immer mit dem Appell-Ohr. Die Berichte klingen, als sei es meine vaterländische Pflicht, mit meinen Käufen und Unternehmungen die Wirtschaft zu unterstützen. Die meiste Zeit meines Lebens konnte ich mich zurücklehnen und sagen: „An mir liegt es nicht. Das bisschen Geld, das ich habe, gebe ich Monat für Monat gewissenhaft aus." Nun aber sind Studium und Wohnmobil abbezahlt, alles Wichtige ist angeschafft, und für den Kauf einer eigenen Wohnung wird es sowieso nicht reichen. Endlich könnte ich zumindest einen kleinen Beitrag zum Florieren der Wirtschaft beitragen, indem ich Zeug kaufe, das ich nicht brauche und mich hemmungslos amüsieren gehe – wäre da nicht LongCovid.

Anstatt die Wirtschaft zu stützen, bin ich überfordert, bevor ich in der Innenstadt angekommen bin. Schon die Vorstellung, durch ein Kaufhaus zu gehen, bereitet mir Kopfschmerzen: die Parfumabteilung, das grelle Licht, das Kaufhaus-Gedudel, die anderen Kunden.

Und es reicht ja nicht, nur hineinzugehen. Man soll dann auch noch etwas kaufen, eventuell sogar etwas, das man vorher anprobiert hat. Bei solchen komplexen Aufgaben kann ich nicht mehr mithalten.

Ich kann in den Lebensmittelmarkt vor Ort gehen. Der ist nicht allzu groß, und in etwa weiß ich, wo ich was suchen muss. Ich weiß genau, was ich brauche, steuere das Gesuchte direkt an und sehe zu, dass ich das Geschäft wieder verlasse. Shoppen und Einkaufsvergnügen geht anders.

Im Frühling waren wir im Gartencenter. Es gab Insektenhotels und Vogelhäuschen im Angebot. Damit wollten wir die Wände unseres Schuppens ausstatten. Das Gartencenter lag genau so weit entfernt, wie ich es damals mit dem Fahrrad schaffte. Wir fuhren also los. Kaum angekommen beantragte ich, vor dem Einkauf in der dazu gehörenden Bäckerei eine Pause einzulegen und einen Kaffee zu trinken. Nach der Pause gingen wir schnurstracks zu den Insektenhotels und Vogelhäuschen, wählten im Turbogang aus und gingen weiter zur Kasse. Während meine Frau noch zahlte, war ich schon vorgegangen, noch eine Pause zu machen. Meine Frau verstaute die Einkäufe und holte noch einmal Kaffee.

Normalerweise gehören Gartencenter zu den wenigen Läden, die einen echten Kaufrausch bei mir auslösen können. Die Vorstellung, den eigenen Vorgarten eines Tages in ein Blumenmeer verwandelt zu haben, löst bei mir ein wohliges Kribbeln der Vorfreude aus. Nun bin ich auch für diese Läden als konsumfreudige Kundin verloren. Dafür profitierte die Bäckerei, dass ich vor und nach dem Einkauf eine Pause brauchte.

Zwei Wochen später stellten wir fest, dass unser Schuppen groß genug ist, noch zwei weiteren Insektenhotels Platz zu bieten. Gesundheitlich war ich nicht ganz schlecht drauf, daher ging mir der Einkauf diesmal besser von der Hand: Wir sind ohne vorherige Pause direkt ins Geschäft gegangen und ich habe hinterher den Kaffee selbst geholt und nicht meine Frau holen lassen. Danach war mein Bedarf an Gartencenter für die nächsten Monate gedeckt.

Als Kundin bin ich nun ein Totalausfall. Im Sommer nahm meine Frau ein T-Shirt von mir mit in ein Geschäft und hielt es als Größenvergleich auf die T-Shirts, die sie mir kaufen wollte. So hat das meine Mutter in den 1980er Jahren gemacht, wenn sie fand, dass mein Vater mal wieder etwas Neues zum Anziehen brauchte. Zum Schuhkauf sind wir zu einem kleinen Laden gefahren, bei dem wir uns sicher waren, dass wir Schuhe finden würden. Wir standen fünf Minuten nach Öffnung bereits im Geschäft, weil wir hofften, dass dann kaum andere Kundinnen und Kunden anwesend wären. Ohne Umschweife sind wir zu den Sandalen marschiert, haben geschaut, welche halbwegs gut aussehen. Die bin ich Probe gelaufen und habe sie gekauft. Und schon war ich wieder draußen. Viel mehr Einkäufe sind mir dieses Jahr nicht geglückt. Das war sie, meine Unterstützung des Einzelhandels.

Noch schlechter fällt meine Bilanz bei der Unterstützung der Veranstaltungsbranche aus. So Leid es mir tut, hier muss ich eine Null eintragen. Die Karten für ein Konzert, die wir schon vor der Krankheit gekauft haben, haben wir zurück geschickt. So leise können Musiker gar nicht spielen, dass ich noch Freude an ihrem Konzert hätte.

Wahrscheinlich konnte das Gartencenter meinen Ausfall verkraften. Und nicht um alles, was ich dieses Jahr habe im Laden stehen lassen, war es schade. Wäre ich ein Einzelfall, wäre es nicht der Rede wert, dass ich als Kundin ausgefallen bin. Es sind aber bisher ein bis zwei Prozent aller

Infizierten ein ähnlicher Totalausfall wie ich. Bedenkt man, dass im Grunde jeder Mensch diese Krankheit bekommen wird, kommt ein beachtlicher Anteil Betroffener zusammen. Viele leben durch die Krankheit obendrein plötzlich in finanziell prekären Verhältnissen, weil krankheitsbedingt das feste Einkommen weggebrochen ist. Sie können ihre Hausraten nicht mehr bezahlen oder als Chef eines Betriebs ihre Angestellten. Selbst wenn sie körperlich in der Lage wären am gemeinschaftlichen Leben teilzunehmen, so sind sie es nun finanziell nicht mehr. Dazu kommen die rund 15% Betroffenen, die zwar noch arbeiten gehen können, hinterher aber viel zu erschöpft sind, noch mit Freunden ein Bier trinken zu gehen oder auf ein Konzert.

Noch ist unklar, wie hoch der Verlust an Kauf-Kraft sein wird. Kauf-Kraft im doppelten Wortsinne: Finanzielle Kaufkraft und körperliche Kraft, einkaufen zu gehen. Aber unsere Gesellschaft wird das in den kommenden Jahren deutlich zu spüren bekommen. Dass ich, und mit mir die Hunderttausende andere Betroffene, als Kundin ausfalle, schränkt meine Möglichkeiten ein, mein Leben zu gestalten. Ich selbst werde damit klarkommen, nur noch dann Dinge zu kaufen, wenn es sich nicht vermeiden lässt. Unsere

Wirtschaft aber ist mitnichten darauf vorbereitet, dass es Hunderttausende an LongCovid erkrankte Menschen ebenso tun werden. Und als Gesellschaft sollten wir darüber nachdenken, wie wir eine Gemeinschaft bleiben, wenn wir so viele Menschen von so viel Lebensgestaltung ausschließen.

Kapitel 3: Krankheit und Seele

Immer wieder erstaunt es mich, wie unglaublich langsam gesundheitliche Besserung vonstatten gehen kann. Jetzt, da sich herauskristallisiert, dass Gesundwerden ein Mammutprojekt zu sein scheint, bedeutet das einen anderen Umgang mit der Krankheit: sich selbst als langfristig erkrankt anerkennen. Verstehen, dass diese Krankheit keine schnell vorübergehende Episode im eigenen Leben wird. Die Krankheit beeinflusst nicht nur die äußere Lebensgestaltung. Sie fordert auch innerlich heraus. Wie kann man emotional gesund bleiben, angesichts einer Krankheit, die praktisch keinen Lebensbereich ungeschoren davonkommen lässt?

Während noch immer Mediziner durch die Medien gereicht werden, die für LongCovid psychische Ursachen vermuten, bin ich selbst um meine relativ robuste Psyche sehr dankbar. Sie hilft mir sehr, diese Krankheit auch nur halbwegs auszuhalten. Neben dem Humor eine wichtige Kraftressource. Aber wie pflegt man die Seele, angesichts einer Krankheit, die sich so gewaltig in das komplette Leben frisst? Die einen von der

Gemeinschaft ausschließt? Die über die Arbeitsfähigkeit bestimmt? Die viele finanziell an den Rand bringt? Und nicht zuletzt eine Krankheit, für die es noch keinerlei Heilung gibt?

Gelb reicht auch

Im Winter habe ich meiner Frau „Alarmstufe rot" beigebracht. Damals meinte ich zu ihr: „wenn Alarmstufe rot ist, kann ich gar nichts mehr. Selbst wenn das Haus abbrennt, musst du alles allein entscheiden."

Alarmstufe rot war wochenlang nach der kleinsten Aktivität. Heute weiß ich: damals bin ich sofort aufgestanden, sowie ich mich auch nur etwas von „dunkelrot" entfernt hatte. Wann immer ich mich auch nur im „hellroten" oder „orangen" Bereich befand, dachte ich, ich könne endlich einer kleinen Aktivität nachgehen.

Irgendwann merkte ich: Kurz vor der „Alarmstufe rot" kribbelt es im Hirn. Ich lernte auf dieses Kribbeln zu hören. Dann fiel mir auf: bevor es im Hirn kribbelt, kribbelt es schon in den Armen. Ich begann also auf die Arme zu hören. Dann merkte ich: Erst kribbelt der linke, dann der rechte Arm. Also habe ich angefangen, bereits auf den linken Arm zu hören. Zuletzt wurde mir klar, dass sich noch vor dem linken Arm das linke Bein meldet, und ich habe auch noch auf das linke Bein gehört.

Mit jedem Hören auf eine Vorstufe entferne ich mich von der „Alarmstufe rot". Das Kribbeln in den Armen ist noch „hellrot", das im Bein ist bereits „gelb". Im „grünen" Bereich treten, jedenfalls in meinem Fall, die schmerzhaften Symptome zurück. Wenn ich sie vermisse, brauche ich mich nur ein wenig zu viel anzustrengen. Aber ich versuche, ohne sie klarzukommen. Ein wichtiger Baustein dafür findet im Kopf statt: Die Erkenntnis, dass gelb vollkommen ausreicht.

Manchmal stehe ich an einer Weggabelung und frage mich, ob die Kraft für den längeren Weg reicht oder nicht. Dann sage ich mir: „Im Zweifel für den Zweifel." Allein die Tatsache, dass ich mich frage, ob ich es schaffe, zeigt mir die Antwort. Es wäre nicht gut es auszuprobieren. Ich zweifle an meiner Kraft, also würde ich zu viel verbrauchen. Der Zweifel hat immer Recht.

In einer Gesellschaft, in der „immer alles geben" ein Wert an sich zu sein scheint, fühlt sich „gelb reicht auch" an, wie faul zu sein, nicht alles versucht zu haben, nicht gekämpft zu haben. Dabei ist es ein unglaublicher Kampf, bei dem man immer alles geben muss, um rechtzeitig aufzuhören. Man muss gegen Erwartungen kämpfen, fremde und eigene. Man muss sich zusammenreißen, wenn es schön ist. Man muss gegen eigenes Pflichtbewusstsein ankämpfen.

Wenn sich mein Pflichtbewusstsein meldet, und mir mitteilt, ich müsse dringend dieses und jenes tun, dann teile ich ihm mit: "im Moment ist es meine Pflicht, mich mit eiserner Disziplin zu zwingen, bei allem, was ich tue, auf die Uhr zu schauen und rechtzeitig aufzuhören. Es ist meine Pflicht zu meiner Gesundung beizutragen und dafür im grünen Bereich zu bleiben" So was versteht mein Pflichtbewusstsein ganz gut.

Schwieriger wird es, wenn sich die schiere Lebensfreude meldet. Sie erzählt mir, dass 15 min länger mit Freunden bestimmt nicht so schlimm sein können. Heute könnten wir doch mal eine Ausnahme machen, wo doch sonst alles so diszipliniert zugeht. Da will ich ihr immer Recht geben. Zum Glück hab ich vorher meinem Pflichtbewusstsein beigebracht, dass gerade eiserner Disziplin gefragt ist. Dann kann sich das Pflichtbewusstsein mit der Lebensfreude rumstreiten, und ich bin raus. Das Pflichtbewusstsein hat auch die besseren Argumente.

Der Fortschritt ist ein Faultier

Ende Februar war ich das erste Mal zu Fuß die zwei Kilometer um unseren kleinen Badesee vor der Haustür gegangen. Danach dachte ich: „Seeumrundung kann ich jetzt". Ein paar Tage später waren wir im nächstgelegenen Restaurant. Wieder dachte ich: „Restaurant kann ich jetzt." Die logische Schlussfolgerung schien mir zu sein, als nächstes beides zu üben: um den See ins Restaurant. Statt dessen lernte ich, dass Dinge, die man einmal geschafft hat, nicht automatisch immer gelingen. Es bleibt eine Frage der Tagesform.

Aber ich hätte so gerne was zum Üben: Trainieren, an die Grenzen gehen, mit meinem Tun zur Genesung beitragen! Statt dessen muss ich lernen: üben im herkömmlichen Sinne lässt sich nichts. So ein Üben heißt immer, über die Grenze hinaus zu gehen, und damit sich zu überlasten. Es ist ein weiter Weg, das zu akzeptieren. Wir leben in einer Welt, in der „aktiv sein" quasi religiösen Charakter bekommen hat. Nicht mithalten zu können, nicht „kultfähig" zu sein, ist nicht vorgesehen.

Nicht durch mein Tun trage ich zu meiner Genesung bei, sondern durch mein Lassen. Ich empfinde   das   als   die   weit   größere

Herausforderung. Mir bleibt nur, geduldig zu warten, bis die Kraft von allein wieder kommt. Will ich sie zwingen, mache ich sofort gesundheitliche Rückschritte.

Dummerweise ist die Kraft eine ziemliche Trödelliese. Sie hat es nicht eilig, wieder zurückzukommen. Sie findet, sie hat genug getan, wenn sie mir ein paar Kilometer auf dem E-Bike schenkt, und genug Kraft und Verstand, im Zeitlupentempo ein kleines Buch zu schreiben.

Damit sie und ich trotzdem halbwegs harmonisch zusammenleben können, versuche ich, jeden ihrer noch so kleinen Fortschritte würdigend zur Kenntnis zu nehmen. Jeden Erfolg nehme ich als Freiheitsgewinn wahr. Den ersten Besuch in einem Restaurant hatten wir gut vorbereitet und geplant. Wir sind in das nächstgelegene Restaurant gefahren, nicht, weil wir dort hin wollten, sondern um die Kraft nicht schon für die Fahrt zu vergeuden. Schon im Vorfeld hatte meine Frau einen Tisch bestellt: am Rand, wo möglichst wenig los ist und die Geräuschkulisse nicht zu laut. Im Lokal trug ich Ohrstöpsel und bat die Bedienung, möglichst keine Kunstpausen beim Servieren einzubauen. Dadurch reichte die Kraft noch für einen Nachtisch. Nach dieser Aktion habe ich zwei

Tage auf dem Sofa verbracht. Alles war unglaublich kräftezehrend. Inzwischen muss sich die Bedienung schon lange nicht mehr beeilen den Nachtisch zu servieren, und ich kann wählen, in welches nahegelegene Restaurant wir fahren. Verglichen mit dem Leben vor LongCovid ist das nicht viel Fortschritt. Aber verglichen mit der dunkelsten Zeit der Krankheit ist das unendlich viel mehr Freiheit! Ich kann – im vorgegebenen Rahmen – entscheiden, wohin wir fahren und wie lange wir bleiben. Ich kann sogar entscheiden, die Entscheidung meiner Frau zu überlassen. Beim ersten Restaurantbesuch hatte alles die Krankheit entschieden: wann wir wohin gehen, wo wir sitzen, wie lange wir bleiben.

Natürlich bin ich realistisch genug zu sehen, wie viel ich verloren habe und wie weit der Weg noch ist. Aber so oft es geht, feiere ich jedes noch so kleine Mehr an Freiheit und Gestaltungsmöglichkeiten.

Fehlende Behandlung

Schon die alten Ägypter haben Zahnärzte gekannt. Die Bibel berichtet von verschiedenen Heilern, Jesus galt als Wunderheiler, wie andere heilige Personen aller Religionen auch. Jede Kultur hat Menschen hervorgebracht, die im Falle einer Krankheit zuständig sind. Manchen dieser Heiler sagte man sogar die Fähigkeit nach, über ihren eigenen Tod hinaus heilen zu können. Im Mittelalter zogen ganze Pilgerscharen zu den Reliquien heiliger Menschen, in der Hoffnung auf Heilung.

In anderen Kulturen ist es der Schamane, der sich um Krankheiten kümmert. Wer nicht Teil der Kultur ist, staunt vielleicht darüber, dass irgendjemand glauben kann, eine Krankheit würde besser durch das Beschwören von Geistern oder durch andere übersinnliche Dinge. Und doch nehmen Kranke in allen Kulturen die Hilfe von Heilern und Schamanen in Anspruch, die ihnen das sichere Gefühl vermitteln, dass sie wieder gesund werden.

Es war eine Errungenschaft der Medizin, bei Behandlungen auf überprüfbare Ergebnisse zu achten. So fiel auf, dass Heilung nach Operationen besser gelingt, wenn man das Operationsbesteck vorher reinigt und sterilisiert. Bis dahin wischten Ärzte ihr blutiges Besteck nur schnell an ihrer Kittelschürze ab, bevor sie es für den nächsten Patienten benutzten. Forschung ernst zu nehmen und von Medizinern zu erwarten, dass sie nur das tun, was auch hilft, ist ein enorm wichtiger Entwicklungsschritt in der Medizingeschichte. Ich möchte nicht hinter ihn zurück.

Was aber, wenn die Forschung noch nichts erbracht hat? Was, wenn es keine überprüfbaren Heilungsmethoden gibt?

Meine Ärztin und ich kommen gut miteinander aus. Sie weiß genauso gut wie ich, dass nur Ruhe und Pacing an meinem Zustand etwas ändern kann. Alle zwei bis drei Monate treffe ich sie und berichte, wie es mir geht. Sie tippt alles artig in ihren Computer, hinterlässt bei mir das Gefühl verstanden zu werden, und am Ende füllt sie mir die Krankmeldung für die kommenden Monate aus. Mehr möchte ich nicht von ihr, und ich bin sehr dankbar, dass sie umgekehrt auch nicht mehr von mir möchte. Denn auch Arztbesuche gehören für mich zu den Dingen, die meinen Körper Energie kosten. Wie meine Hausärztin gibt es viele andere sehr gute und hoch engagierte Haus- und Fachärzte.

In anderen Fällen sieht die Behandlungsgeschichte leider allzu oft anders aus: Der Hausarzt stellt zum Beispiel keine Diagnose aus, bevor die Patientin nicht bei der Neurologin war. Die Neurologin untersucht alles gründlich und findet nichts. Das liegt daran, dass man LongCovid, wie zum Beispiel auch Migräne, mit heutigen diagnostischen Methoden nicht nachweisen kann. Wenn bei der Neurologin also nichts gefunden wird, dann heißt das: es gibt keine bekannten anderen Ursachen für die Kopf- oder Nervenschmerzen. Kein Tumor drückt aufs Schmerzzentrum. Wahrscheinlich liegt keine MS vor. Nichts zu finden ist also zunächst ein gutes Zeichen. Die Patientin hat keinen Hirntumor. Nicht immer aber gelingt die Kommunikation zwischen Neurologin und Patientin. Allzu oft strahlen Ärzte und Ärztinnen aus: „ich habe nichts gefunden, dann ist auch nichts!"

Da die Beschwerden durch so einen Nicht-Befund nicht verschwinden, kommt der nächste Facharzt ins Spiel: der Kardiologe. Denn LongCovid sorgt häufig für Herzbeschwerden. Auch hier ergeben die üblichen Messungen nichts, womit man

LongCovid nachweisen könnte, denn LongCovid ist ja zur Zeit noch eine Ausschlussdiagnostik. Wenn alles andere ausgeschlossen wurde, bleibt nur noch LongCovid übrig. Auch hier enden die Dialoge zwischen Arzt und Patientin mit fahlem Beigeschmack. „Ich hab nichts gefunden, dann ist auch nichts."

Bleibt noch die Lungenfachärztin. Auch sie hat nicht die Diagnostik, LongCovid nachzuweisen. Sie findet vielleicht andere Krankheiten: unentdecktes Asthma, Schlafapoe oder ähnliches. Da sie etwas anderes gefunden hat, ist auch für sie das Thema LongCovid erledigt. Für die Patientin aber nicht. Deren Beschwerden bleiben.

Inzwischen sind Monate vergangen, denn auf jeden Facharzt musst man lange warten. Eines Tages aber ruft vielleicht die LongCovid-Ambulanz an: „Wir hatten erst für in 5 Monaten einen Termin mit Ihnen vereinbart. Aber gerade ist für morgen ein Termin frei geworden. Könnten Sie den wahrnehmen?" Neue Hoffnung keimt auf. Ob nun doch endlich Hilfe naht?

Der Weg in die Ambulanz ist weit. Die Patientin organisiert mühevoll jemanden, der sie fahren kann. Am Ziel angekommen wird die Patientin feststellen: Auch die Wege in der Ambulanz sind weit. Sie wird von Abteilung zu Abteilung geschickt. Man wird Tests mit ihr durchführen, sie befragen. Wenn alles gut geht, hat sie hinterher schriftlich, was sie schon vorher wusste: sie hat LongCovid. Eine Behandlung gibt es auch dort nicht, denn es gibt keine evidenzbasierte, überprüfbare Behandlung. Die Patientin wird mit hilfreichen Tipps zu Pacing und einigen Nahrungsergänzungsmitteln entlassen.

Am nächsten Tag wird die Patientin spüren, dass der Besuch in der LongCovid-Ambulanz gegen den wichtigsten Rat verstoßen hat, den sie dort bekommen hat: das Pacing. Fahrt, Klinikgebäude, verschiedene Tests und Untersuchungen waren zu viel.

Wer krank ist, sehnt sich nach Berufenen, die die Krankheit sehen, anerkennen und ausstrahlen: „ich kümmere mich darum, dass du gesund wirst." Ein Gefühl, das vielen fehlt. Bestimmt leiden auch viele Ärzte und Ärztinnen darunter, dieses Gefühl nicht ehrlich ausstrahlen zu können, schließlich wissen sie nichts, wie sie uns gesund machen könnten.

Auch für dieses Gefühl gehe ich regelmäßig zum Shiatsu. Das Denksystem des Shiatsu habe ich nicht wirklich durchschaut. Für mich bedeutet

Shiatsu: Ich liege auf einem Futon und mache nichts. Dafür habe ich mit LongCovid die besten Voraussetzungen. Die Shiatsu-Praktikerin bearbeitet inzwischen irgendwelche Meridiane, von denen ich nichts verstehe. Dafür sinkt sie zum Beispiel mit den Fingern sanft in meinen Arm ein, oder dreht ein bisschen an meinem Kopf herum. Warum sie diese Woche hier sanft einsinkt und nächste Woche woanders teilt ihr mein Körper auf eine mir nicht zugängigen Art und Weise mit. Mein „Hara" meint in der einen Woche „Gallenblasen-Meridian" und in der nächsten „Leber-Meridian." Und das, ohne dass ich selbst so genau wüsste, was so ein Hara überhaupt ist! Ich finde es toll.

Das Ganze geht mein Verstand ungefähr so an, wie ein Freund von mir den christlichen Glauben seiner Frau. Er teilt ihn nicht, hat selbst keinen Zugang zu Religion, müht sich aber aufrichtig, seine Frau zu verstehen. Er hat schon einige Vorteile der Religion entdeckt: „Man singt zusammen. Das ist gesund" und „Gemeinschaft über alle Altersgrenzen hinweg ist toll" gehören zu seinen Erkenntnissen. Von Gott, von Heil und Versöhnung oder von Gebet und Erhörung versteht er nichts. So ähnlich hält es mein Verstand mit dem Shiatsu. Er erklärt sich die positive Wirkung damit, dass jeder Körperteil einmal bewegt wird und ich ein Stündchen zur Ruhe komme.

Mein Gemüt nimmt die Stunde an wie Menschen in anderen Kulturen den Besuch beim Schamanen. Die Krankheit LongCovid hat entschieden, in jedem Bereich meines Lebens mitzusprechen. Sie entscheidet, wie lange ich Freunde treffe. Sie entscheidet, womit ich meine wenige Energie verbrauche. Sie entscheidet, ob und was ich arbeiten kann. Dadurch läuft sie praktisch ununterbrochen mit. Während man andere Krankheiten in einer geselligen Runde mit Freunden auch einmal vergessen kann, gehört bei dieser Krankheit selbst die seelische Stärkung durch Freunde zur körperlichen Belastung. So kommt es zu einer enormen Diskrepanz: Während die Schulmedizin keine Behandlung der Krankheit kennt, muss ich sie rund um die Uhr berücksichtigen. In der einen Stunde Shiatsu kann sich endlich einmal jemand anderes um die Krankheit kümmern. Einmal die Woche fragt jemand nach, wie es dem rechten Bein geht, und wie dem linken, was das Herz macht und was der Hirnnebel. Einmal in der Woche interessiert sich jemand für das überraschende Hin und Her auftauchender und verschwindender Symptome.

Einmal in der Woche strahlt jemand aus: „Ich kümmere mich drum."

Dass dieses „ich kümmere mich drum" nicht zur Gesundheit im Sinne von „wie früher" führt, ist uns beiden klar. Shiatsu fällt nicht unter medizinische Behandlung. Es führt aber dazu, dass ich vom Tragen der Krankheitslast ausruhen kann, weil sie jemand anderes zumindest mitträgt. Auch das trägt zur Genesung bei und kommt in unserem medizinischen System oft zu kurz. Mir hilft dieses „sich kümmern", in der Seele gesund zu bleiben. Wenn mein Körper ein fünfjähriges Kind wäre, und die Krankheit wäre ein Haufen Scherben die plötzlich um das Kind herum liegen, würde ich am Liebsten mit dem Kleinen motzen, was er denn um Himmels Willen mit dem kostbaren Goldrandgeschirr angestellt habe. Schulmediziner würden überlegen, wie sie die Scherben beseitigen können. Shiatsu aber sieht das hilflose Kind, das da inmitten dieser Scherben steht und einfach nur in den Arm genommen werden möchte. Das tut auch meiner Seele gut. Darüber hinaus habe ich einige Symptome nicht mehr oder deutlich weniger, die am Anfang der Krankheit extrem belastend waren: Herzbeschwerden, Hirnnebel, Probleme mit dem Bewegungsapparat, Kopfschmerzen. Bei Kopf- und Rückenschmerzen stehe ich inzwischen sogar besser da als vor der Infektion. Und wer weiß, vielleicht kommt ja auch das Ki zurück, wenn mein Hara „Dünndarm-Meridian" mitteilt?

Andere kommen mit ihrem Bedürfnis nach einem Kümmerer nicht so günstig weg wie ich. Immer wieder staune ich, welche Preise Mitbetroffene bereit sind, für Heilungsversuche zu bezahlen. Inzwischen gibt es ein ganzes Sammelsurium an unterschiedlich seriösen Hilfsangeboten. So mancher Gegenwert eines Mittelklassewagens wandert in die Hoffnung, dass dieses oder jenes helfen könnte. Inzwischen reicht meine Schulbildung nicht mehr, im Meer der Angebote Seriöses und Hilfreiches von Geldmacherei zu unterscheiden. Das Geschäft mit der Hoffnung auf Heilung von LongCovid aber scheint inzwischen gewinnbringender zu sein als jede Gelddruckmaschine.

Verschiedene Krankheitsbilder

Wir haben zwei Hündinnen. Von ihrem Wesen sind sie vollkommen verschieden. Die eine ist unglaublich schlau und findet fremde Menschen ziemlich blöde, vor allem, wenn sie sie streicheln wollen. Das sagt sie gegebenenfalls sehr deutlich. Die andere fällt verlässlich auf die Tricks der ersten herein und zieht grundsätzlich den Kürzeren. Dafür liebt sie andere Menschen, vor allem, wenn sie sie streicheln wollen. Auch sie sagt das gegebenenfalls sehr deutlich. Die beiden sind grundverschieden, nicht verwandt und nicht verschwägert. Trotzdem können viele Menschen sie nicht auseinanderhalten. Das liegt daran, dass sie von der gleichen Rasse sind, und sich deswegen halbwegs ähnlich sehen. Wer die beiden kennt, und mit ihnen lebt, sieht die Unterschiede auf einen Blick und kann gar nicht verstehen, wie man die beiden nicht auseinanderhalten kann. Aber für Außenstehende ist es schwierig.

Manchen Erscheinungsformen von LongCovid geht es ähnlich. Sie sehen für Außenstehende anderen Krankheitsbildern verblüffend ähnlich. Von Außen sieht LongCovid der Depression tatsächlich verblüffend ähnlich. Aber von ihrem

Wesen her sind sie eben doch gründlich verschieden.

Einige entwickeln zusätzlich zu LongCovid auch eine Depression. Ich kann das gut nachvollziehen. Es erfordert schon eine ordentliche psychische Gesundheit, nicht depressiv zu werden angesichts einer Krankheit, die das komplette Leben einschränkt, keinen einzigen Lebensbereich auslässt, rund um die Uhr ihren Tribut fordert, und bei der zum jetzigen Zeitpunkt kein Mensch weiß, ob die Krankheit wieder weg geht. Und dennoch ist eine Depression ein anderer „Hund". Wer LongCovid und Depressionen hat, hat zwei „Hunde". Den Unterschied versuche ich oft so zu erklären: „Bei einer Depression möchte die Seele nicht mehr, aber der Körper ist gesund und möchte leben und sich bewegen. Bei LongCovid ist es genau anders herum: Die Seele möchte leben, hat Pläne, Wünsche, Sehnsüchte. Aber der Körper macht nicht mit."

Der Depression zum Verwechseln ähnlich sieht auch die Trauer. Trauer ist eine normale und gesunde Reaktion auf schwere Verluste. So manch einem an LongCovid Erkrankten wird im Laufe der Monate klar, wie radikal sich das alte Leben verabschiedet hat. Ich bin einerseits zutiefst dankbar, dass ich inzwischen in Ausnahmefällen zwei bis drei Stunden mit anderen Menschen verbringen kann. Gleichzeitig weiß ich, was das für zukünftige Familienfeste heißt: Ich werde lange vor dem Nachtisch fix und fertig sein und nach Hause müssen. Da ich rechnen kann und einen realistischen Blick pflege, sehe ich genau: in den vergangenen Monaten hat sich die tägliche Zeit, die ich am Leben anderer teilnehmen kann, jeden Monat um 10 bis 15 Minuten ausgedehnt. In dem Tempo wird es Jahre dauern, bis ich auf einer Familienhochzeit vom Standesamt bis zum Nachtisch dabei sein kann. Wenn es dumm läuft, bin ich dann so alt, dass die Gebrechen von LongCovid nahtlos in die des Alters übergehen.

Die Liste der Dinge, von denen ich mich für Monate oder Jahre oder eventuell auch für immer verabschieden muss, ist lang: Meine Frau hat eine Busreise gebucht – für sich allein. Wir halten es für ausgeschlossen, dass ich so eine Reise schaffen werde. Ich liebe Kletterwälder, aber ob ich jemals wieder einen besuche? Ob ich jemals die Kraft zurück haben werde eine Kanutour mitzumachen? Ob ich noch mal die Kraft haben werde, tanzen zu gehen?

Über diese Verluste traurig zu sein und um sie zu trauern ist das Natürlichste der Welt. Unnatürlich ist der Umgang unserer Gesellschaft mit Trauer: sie wegzudrücken, für therapiewürdig und eine Krankheit zu halten.

Wir Betroffenen haben allen Grund auch zu trauern. Dann braucht es Menschen, die uns verstehen und die Trauer mit uns aushalten. Antidepressiva brauchen wir nur dann, wenn wir uns darüber hinaus einen zweiten „Hund" namens Depression zugelegt haben. Der sieht der Trauer verblüffend ähnlich. Aber sie sind von ihrem Wesen grundverschieden.

„Nicht alle Tassen im Schrank"

Schon als Kind wunderte ich mich darüber, was andere Menschen als Schimpfwort akzeptieren. Warum kann man jemanden damit beleidigen, dass er nicht alle Tassen im Schrank hat? Warum fühlt sich ein anderer dann beleidigt, wenn man über die Anzahl seiner Tassen im Schrank redet? Was ist schlimm an wenigen Tassen? Warum sind beide bereit, das als vollwertige Beleidigung zu akzeptieren, die beleidigende und die beleidigte Person?

Heute weiß ich, dass diese Beleidigung gar nichts mit Trinkgefäßen zu tun hat. Im Jiddischen gibt es das Wort „toshia", was so viel heißt wie „Verstand". Besser macht es die Sache nicht. Warum sind wir bereit, die Menge an Verstand als Beschimpfung zu akzeptieren? Mit der Wahl unserer Schimpfworte verraten wir nicht nur, was wir über die Beschimpften denken. Wir zeigen auch, was wir von denen halten, die wir als Schimpfwort benutzen.

"LongCovid ist nur psychisch" erklären manche Ärzte. Und manche Betroffene formulieren dann beleidigt: "Der hat mich zum Psycho abgestempelt."

Ich frage mich, wie es kommt, dass wir „nur psychisch" als beleidigend akzeptieren. Was heißt hier "nur" psychisch? Was heißt hier "zum Psycho abgestempelt"?

Welcher Blick auf psychische Krankheiten zeigt sich da? Warum sollte eine psychische Krankheit weniger schlimm sein als ein Beinbruch? Warum werden Menschen mit psychischen Krankheiten "abgestempelt"?

Ich finde es ziemlich empörend, wenn Ärzte "psychisch" als Synonym für "nicht so schlimm, reißen Sie sich zusammen" benutzen.

Viele LongCovid-Erkrankte erkennen "zum Psycho abgestempelt" als vollwertige Beleidigung an. Das finde ich nicht weniger schlimm.

Es wäre weit besser, wir würden antworten: "was genau meinen Sie mit "nur" psychisch?"

Hoffen wir einmal, der Arzt oder die Ärtzin stutzt dann und formuliert um: „ich kann nichts finden, und ich denke, dass die Ursachen nicht auf der körperlichen Ebene zu finden sind. Deswegen bin ich nicht der richtige Arzt für Sie, denn mit seelischen Problemen kenne ich mich nicht aus."

Machen wir einmal das Gedankenexperiment, er oder sie hätte damit Recht. Dann wäre das Krankheitsbild von LongCovid immer noch eines, für das wir bisher keine Heilung kennen.

Wäre LongCovid psychisch, dann hätte die Seele im Anschluss an eine Virusinfektion ganze Arbeit geleistet. Denn sie hätte eine Krankheit entdeckt, der unsere bisherige Psychologie nicht beikommt. Bisher gelingt es in der Psychotherapie, die Seele zu stärken, diese Krankheit auszuhalten, die Seele gesund genug zu erhalten, mit dieser umwälzenden Krankheit klarzukommen. Es ist aber noch keinem Psychologen und keiner psychosomatischen Reha gelungen zu heilen und die Schmerzen und die Erschöpfung zu nehmen. Keiner hat je einen wie auch immer gearteten seelischen Konflikt so gelöst, dass die Krankheit verschwindet. Die Zustandsverschlechterung nach Belastung PEM bleibt. Das Problem ist also mit der Zuschreibung „nur psychisch" noch lange nicht gelöst.

Auch wenn LongCovid eine psychische Erkrankung wäre, hätten wir ein Recht auf medizinische und auf würdevolle Behandlung - wie das auch für wirklich psychisch Erkrankte selbstverständlich sein sollte!

Exkurs: Wo bleibt mein Wunder? - Glaube, Bibel und LongCovid

Als gläubiger Mensch können einen biblische Wunder ganz schön neidisch machen. Als es mir am Schlechtesten ging, waren biblische Heilungsgeschichten eine echte Zumutung. Ich brach bei Kleinigkeiten erschöpft zusammen, und dann fielen mir auch noch biblische Wundergeschichten ein. Und ich dachte: „Und wo bleibt mein Wunder? Warum die Blinden und die Lahmen, und nicht ich? Wieso nicht alle? Was bringen die Wundergeschichten, wenn es im Ernstfall eben doch kein Wunder gibt?"

Als es mir langsam besser ging und ich auch mal einen kleinen Ausflug machen konnte oder Freunde treffen, erlebte ich die vielen winzigen Fortschritte so manches Mal als Wunder, als viele kleine Miniwunder.

Plötzlich chronisch krank mit einer Krankheit, die mich vielleicht mein Leben lang einschränken wird, lese ich viele Geschichten der Bibel plötzlich mit anderen Augen. Sie ergeben im Lichte einer chronischen Krankheit ein anderes Bild. Inzwischen helfen mir einige von ihnen, mein ausgebremstes Leben zu deuten.

Ein echter Hiob

Ich konnte sie nie leiden, die Geschichte von Hiob: Der Satan meinte zu Gott, Hiob sei nur deswegen so ein frommer Mann, weil Gott es ihm gut ergehen lässt: genug Besitz, große Familie, Gesundheit, Freunde. Da könne jeder dankbar glauben. Gott erlaubt dem Satan daraufhin ausprobieren, was passiert, wenn Hiob alles verliert: erst den Besitz, dann die Familie und zuletzt die Gesundheit. Und so kommt es. Nach und nach verliert Hiob alles. Aber er hält fest an Gott und quittiert jeden Verlust nur mit:

„Der Herr hat's gegeben, der Herr hat's genommen. Der Name des Herrn sei gelobt."

Zu allem Übel erklärt Gott Hiob am Ende noch in einer langatmigen Rede, dass Hiob gar nicht mitreden könne. Schließlich habe Gott ja die Welt gemacht und nicht Hiob. Und ganz zum Schluss wird Hiob wieder gesund, reich und findet eine neue Familie. Das soll wohl das Happy End sein.

Diese Geschichte widerspricht so ziemlich allem, was mir im Glauben wichtig ist. Was ist das für ein Gott, der um das Leben und die Gesundheit seiner Menschen wettet? Gott sollte doch ein allmächtiges, allwissendes und liebendes Wesen sein und von sich aus das Gute für die Menschen tun. Wie kann er sich statt dessen hinreißen lassen, sich auf so eine Wette mit dem Satan einzulassen?

Und Hiob hat nichts Besseres zu tun, als diese Demütigungen auch noch treu anzunehmen: „Der Herr hat's gegeben. Der Herr hat's genommen. Der Name des Herrn sei gelobt!"

Als ich etwa dreißig Jahre alt war, erzählte mir eine alte Frau ihre Lebensgeschichte. Sie erzählte vom Tod ihrer Tochter, von Krankheiten und Schicksalsschlägen. Und immer wieder kommentierte sie ihre Berichte mit den Worten: „ich bin ein echter Hiob". Dass sie selbst sich als Hiob bezeichnete, war für mich eine echte Anfechtung. Zu ihrer Deutung als Hiob gehörte für mich zwingend das Bild eines Gottes, der willkürlich ihre Tochter sterben lässt, weil er gerade eine Wette mit dem Satan laufen hat. Ich war nicht bereit, diese Lebensdeutung als „echter Hiob" stehen zu lassen. Immer wieder nahm ich einen neuen Anlauf, ihr das auszureden. Umsonst. Sie blieb dabei. Sie war ein echter Hiob.

Später sprach ich mit einer erfahrenen Pfarrerin über diese Unterhaltung. Und sie fragte mich: „Warum gönnen Sie der Frau ihre Deutung nicht?"

Dieser eine Satz, der mir als einziger aus diesem Gespräch in Erinnerung geblieben ist, öffnete mir die Augen. Für die alte Frau war es etwas Gutes, sich als Hiob zu sehen. Sie war glücklich und zufrieden mit dieser Erkenntnis. Ich hatte keine Ahnung, was genau sie daran glücklich machte, aber es war so. Sie war dankbar, Hiob als Bild für ihr eigenes Leben zu haben. Sie haderte nicht mit Gott, sie zweifelte nicht. Es war für sie vollkommen in Ordnung, „ein echter Hiob" zu sein. Wieso sie das glücklich machte, konnte ich immer noch nicht verstehen. Aber ich beschloss, ihr ihre Deutung in Zukunft zu gönnen.

Zwanzig Jahre später hatte mir eine Krankheit fast alles genommen, was mein Leben ausgemacht hatte: meinen Beruf, meine Hobbys, meine Freizeitgestaltung, selbst der Freundeskreis hatte sich neu sortiert. War nun ich „ein echter Hiob"?

Auf jeden Fall fühlte es sich zunächst so an. Da ist das Gefühl, man sei einer fremden Wette hilflos ausgeliefert. Millionen Deutsche haben sich schon mit dem Coronavirus angesteckt. Aber nur ein Teil davon entwickelt so heftige und langanhaltende Symptome, dass ihr bisheriges Leben zu Ende ist. Sie müssen mit vollkommen veränderten Umständen klar kommen. Warum ausgerechnet ich dazu gehöre, weiß ich nicht. Um mich herum erzählen mir Menschen, wie leicht sie die Infektion weggesteckt haben. Ich aber bin schon vom Zuhören erschöpft. Warum ich? Warum nicht jemand anderes? Jemand, den ich nicht leiden kann, ein Verbrecher oder sonst ein gottloser Geselle?

So muss sich Hiob gefühlt haben. Und plötzlich stelle ich fest, was für einen gesunden Umgang er mit seinen Schicksalsschlägen pflegt. Seine Freunde kommen ihn regelmäßig besuchen. Eigentlich sind es tolle Freunde. Sie kommen und schweigen mit ihm. Was für wunderbare Menschen, dass sie zum Schweigen kommen! Ich finde dieses gemeinsame Schweigen so eine fantastische Idee, dass ich bereits überlege, mir das von meinen Freunden zum Geburtstag zu wünschen: sie kommen zum Schweigen.

Aber dann halten es Hiobs Freunde doch nicht aus. Sie diskutieren mit ihm, fragen nach seinem Anteil an der Krankheit. Er muss doch mindestens eine Teilschuld an seinem Leiden haben! Aber Hiob weigert sich, solch eine Teilschuld anzuerkennen. Er ist unschuldig in Not geraten.

Zu Hiobs Zeit vermuteten die Menschen die Teilschuld darin, dass Hiob Gott verärgert haben muss. Mich fragen die Menschen statt dessen nach Ernährung, Sportprogrammen, medizinischen Untersuchungen, nach meiner Psyche oder ob ich mich denn auch genug anstrenge, wieder gesund zu werden.

Von Hiob lerne ich, darauf zu bestehen, dass ich nicht an meiner Krankheit Schuld bin. Unter der Krankheit leiden reicht, ich muss nicht noch die Schuld daran tragen. Von Hiob lerne ich auch, beherzt mit Gott zu schimpfen. „Du hast mich in diese Situation gebracht! Du könntest sie mit Leichtigkeit ändern!" Er wird mir zum Vorbild, wenn es darum geht, Gott das erlittene Unrecht mehr als deutlich mitzuteilen. Es ist faszinierend: Hiob klagt Gott an, warum Gott ihm das alles antue. Und gleichzeitig zeigt er genau darin seine Treue zu Gott. Er klagt Gott an, weil er ganz sicher weiß: eigentlich hat Gott ihm etwas anderes versprochen! Das, was Hiob erlebt, passt nicht mit Gottes Verheißung zusammen. Hiob könnte sich einfach abwenden von Gott. Aber das tut er nicht. Er erinnert lieber Gott an dessen eigenen Versprechen: „Du wolltest uns dein Heil schenken!" Gott in der Not anzuklagen wird bei Hiob zum Treuebeweis: „ich halte zu Gott, auch wenn ich nicht erkennen kann, wo er umgekehrt zu mir hält!"

Und noch etwas lerne ich langsam von ihm. Vor der Erkrankung habe ich ihn immer nur sagen gehört: „Der Herr hat's genommen. Und ich lobe ihn trotzdem." Er sagt aber: „Der Herr hat's gegeben. Der Herr hat's genommen. Der Name des Herrn sei gelobt." Bevor Gott etwas nimmt, gibt er es. Bisher hatte ich alles selbstverständlich genommen: die Lebensfreude, die wunderbaren Menschen um mich herum, die Freude an der Musik, die Lust am Tanzen, alles. Es war einfach da, und sollte auch da bleiben. Jetzt lerne ich, dass man auf all das nicht automatisch Anrecht hat. Es ist Geschenk. „Der Herr hat's gegeben." Die wirklich wichtigen Dinge des Lebens sind Geschenke. Ich lerne, wie reich beschenkt ich in meinem Leben schon war, und wie kostbar viele Lebensgeschenke sind: auch mit LongCovid noch lachen zu können, von wunderbaren Menschen umgeben zu sein, Meter für Meter Bewegungsfreiheit zurückzugewinnen. Ich bin reich beschenkt.

Logisch finde ich die Geschichte von Hiob immer noch nicht. Der Verstand darf nicht zu viel über sie nachdenken. Trotzdem ist sie mir eine Hilfe, dem Erleben Worte zu geben: Worte der Wut und Worte der Dankbarkeit.

Wasser in Wein wandeln (Joh 2)

Von mir aus hätte Jesus es anders herum machen können. Wenn ich das zweite Glas Wein getrunken habe, wünsche ich mir, jemand könne das dritte in Wasser verwandeln.

Die Bibel aber erzählt umgekehrt. Jesus ist mit seinen Jüngern auf eine Hochzeit eingeladen. Die Hochzeit dürfen wir uns durchaus groß und lang vorstellen. Wenn zur Familie noch die Freunde und die Nachbarn kommen, dann kann so ein Fest schnell mal mehrere Tage gehen. Blöd, wenn der Wein gleich am Anfang ausgeht. Jesu Mutter Maria scheint nicht zum Feiern sondern zum Helfen gekommen zu sein. Sie spricht ihren Sohn an: „der Wein ist alle". Und Jesus hilft mit einem ersten großen Wunder: Das Wasser in sechs steinernen Krügen wandelt er in Wein.

Ich habe mir diese steinernen Krüge lange in der Größe heutiger Weinflaschen vorgestellt, vielleicht etwas größer, dass zwei bis drei Liter hinein passen. Gemeint sind aber die Gefäße, in die man zum Waschen ganz eintauchen kann, die also etwa die Größe einer Badewanne haben. Jesu Wasser-zu-Wein-Wunder umfasst also mehrere Hundert Liter.

Jesu erstes Wunder bestand darin, die wichtigste und selbstverständlichste Lebensgrundlage, das Wasser, in etwas zu verwandeln, das Lebensfreude schenkt: Wein. Ein Wunder, das ich seit meiner Erkrankung praktisch tagtäglich erlebe. Vieles, was heute für mich süßer Wein ist, war vor meiner Erkrankung einfaches Wasser. Ein Spaziergang mit den Hunden machen, einen kleinen Ausflug mit dem E-Bike, ein Treffen mit einer Freundin, all das war einmal selbstverständliche Lebensgrundlage. Jetzt aber weine ich oft vor Glück, wenn mir die Kraft dafür reicht: Was früher selbstverständlich war, ist nun pure Lebensfreude.

Auf der Hochzeit, auf der Jesus das Wasser in Wein verwandelte, wird hinterher diskutiert: „Der Wein ist viel besser als das Zeug, das wir bisher getrunken haben. Es wäre klüger gewesen, den am Anfang zu trinken. Jetzt sind alle angetrunken und merken gar nicht mehr, wie gut der Wein schmeckt. Statt dessen behalten sie den billigen Fusel vom Anfang in Erinnerung." Auch ich vergleiche manchmal die Lebensfreude vor und nach der Erkrankung. Nicht immer schneidet die frühere Lebensfreude dabei besser ab. So hatte ich vor der Erkrankung keine Ahnung davon, wie kostbar eine Stunde mit einer Freundin sein kann. Ich habe die Stunde „heruntergekippt wie schlechten Wein." Jetzt koste ich die verbleibende Lebensfreude Schluck für Schluck aus. Und jeder Schluck ist ein Wunder.

„Steh auf, nimm dein Bett und geh" (Mk2)

Gesundheit, so definiert die WHO sei „ein Zustand des vollständigen körperlichen, geistigen und sozialen Wohlergehens und nicht nur das Fehlen von Krankheit und Gebrechen."

Bei mir löst diese Definition viele Fragen aus:

Wenn ich verlässlich einen Tag im Monat Migräne habe, bin ich dann die anderen 29 Tage des Monats überhaupt gesund?

Wenn jemand verlässlich im Mai Heuschnupfen habe, kann er oder sie sich die anderen 11 Monate als gesund bezeichnen?

Kenne ich auch nur einen einzigen Menschen, der nach dieser Definition „gesund" ist? Spontan fällt mir niemand ein. Bei dem einen fehlen zwar „Krankheit und Gebrechen", er ist aber trotzdem nicht glücklich. Die Nächste fühlt sich gut, obwohl ihr „soziales Wohlergehen" fehlt. Wie oft im Leben und wie lange ist man wohl nach dieser Definition „gesund"? Und will ich überhaupt nach so unglaublich hohen Ansprüchen gesund sein? Spontan würde ich sagen: „da behalte ich die Kopfschmerzen lieber."

Erfrischend anders geht Jesus mit dem Thema um. Er ist gerade in Kapernaum in einem nicht näher beschriebenen Haus, wahrscheinlich von Freunden. Und da er eine echte Attraktion ist, kommen viele zusammen und belagern das Haus in dem er ist, drinnen und draußen. Sie wollen ihn reden hören.

Nur einige sind zu spät, weil sie erst ihren Freund holen, der nicht selbst kommen kann, denn er ist gelähmt. Sie tragen ihn auf einer Trage. Ihre Hoffnung ist natürlich, dass Jesus ihn heilt und er wieder laufen kann. In den Nachbarorten soll er solche Wunder schon vollbracht haben. Aber wer zu spät kommt, den bestraft das Leben. Sie kommen nicht durch die Menschenmassen. Also beschließen sie eine größere Aktion, denn es sind gute Freunde. Für die Heilung ihres Freundes tun sie wirklich alles. Sie steigen auf das Flachdach und machen ein Loch in die Lehmdecke. Durch dieses Loch lassen sie den gelähmten Freund herab, so dass er Jesus direkt vor die Füße gelegt wird. „Da! Mach ihn gesund! Mach, dass er wieder laufen kann", strahlt die Szenerie aus. Alle stehen da und hoffen auf ein Heilungswunder: der Gelähmte sowieso, seine Freunde, die ihn hergetragen haben, die Menschenmenge, die sich darauf freut, eines dieser Wunder live zu erleben, von denen neuerdings so viele reden.

Jesus aber schaut den gelähmten Mann an und sagt: „Deine Sünden sind dir vergeben." Er schaut nicht auf die Krankheit, sondern darauf, dass dieser Mann nicht mit sich und Gott im Reinen ist, dass seine Seele belastet ist, dass etwas zwischen ihm und Gott steht. Offensichtlich findet Jesus: Wenn die Seele gesund ist, kann sie mit der Lähmung umgehen. Aber was nutzt es dem Mann, zwar laufen zu können, aber innerlich nicht klar zu kommen?

Ich liebe diese Szene. Für einen kleinen Moment stellt Jesus unsere Erwartungshaltung ans Leben auf den Kopf. „Es ist viel wichtiger, ein glückliches Herz zu haben, das mit sich und mit Gott im Reinen ist, als gesunde Beine."

Oft denke ich, dass Jesus Recht hat. In vielen Situationen bin ich auch mit Krankheit glücklich. Natürlich hätte ich die Situation lieber anders. Ich würde lieber nicht schon nach zehn, sondern erst nach zwanzig Kilometern auf dem Fahrrad umkehren. Ich wäre gern danach nicht drei Stunden vollkommen erschöpft. Ich würde gern mal wieder tanzen gehen. Aber wenn ich die Wahl habe zwischen: „krank aber mit mir im Reinen" und „gesund aber unglücklich", ich weiß, was ich dann wähle.

Fast finde ich es schade, dass Jesus den Gelähmten am Ende doch noch von seiner Lähmung heilt. Ich könnte ein Vorbild im „Glücklichsein inklusive Krankheit" gut gebrauchen. Andererseits bleibe ich stur bei der Hoffnung, ebenfalls eines Tages ganz gesund zu sein. Bis dahin aber möchte ich mit mir und mit Gott im Reinen sein.

Kapitel 4: Urlaub mit LongCovid

Die Anreise

Auf Anhieb ist es vielleicht nicht ersichtlich, warum jemand Urlaub braucht, der monatelang die meiste Zeit des Tages auf dem Sofa ausruht. Man kann sich von Außen schwer vorstellen, wie anstrengend die postvirale Fatigue sein kann. Die ersten Wochen war ich erschöpft vom Atmen. Nun war Sommer, ich arbeitete in Wiedereingliederung und hatte bereits mit der Ärztin den Sprung von 25% auf 50% nach hinten verschoben. Anfangs waren diese 25% Arbeit so anstrengend wie früher Überstunden-Zeiten. Inzwischen fühlten sich 25% Arbeit nur noch wie ein normaler Vollzeit-Arbeitstag früher an.

Die Infektion war im Sommer gute acht Monate her, seit dem ersten Crash waren es über 6 Monate. Fast alles, was ich seit dem erlebt habe, war harte Arbeit, auch wenn es von Außen nach faulem Lenz ausgesehen hat. Inzwischen war ich urlaubsreif.

Meine hoch engagierte Dienstvorgesetzte fand einen Weg, mir trotz Wiedereingliederung freie Zeit zu ermöglichen. Durch glückliche Umstände kamen dafür sieben Wochen zusammen. In diesen sieben Wochen würde ich etwa so viel erleben können wie andere in zwei.

Schon Wochen vorher fingen wir an zu planen. Als erstes hieß es, ein Reiseziel auszusuchen: Schleswig-Holstein. Die Seeluft würde der Atmung gut tun. Es ist ruhig genug, dass ich nicht vollkommen überfordert wäre. Gleichzeitig ist es aber auch abwechslungsreich genug, dass sich meine Frau nicht zu Tode langweilen müsste. Auch sie brauchte dringend Urlaub, nach den Monaten, in denen sie sich meine Krankheit hilflos anschauen und viel Zusatzaufgaben übernehmen musste.

Unser Reiseziel liegt von unserem Wohnort fast Tausend Kilometer entfernt. Wie kommt man da hin, wenn man LongCovid hat? Der Zug scheidet in meinem Fall aus. Schon bis ich am Bahnhof wäre, wäre ich vollkommen überfordert von den viele Eindrücken: die fremden Menschen in der überfüllten Straßenbahn, der volle Bahnsteig, die Suche nach dem richtigen Gleis, die Verspätungen.

Autofahren aber ist nicht viel weniger anstrengend. Selbst fahren scheidet komplett aus. Mit meinem Hirnnebel wäre bereits die erste Kreuzung eine viel zu komplexe Aufgabe. Und auch als Beifahrerin bin ich kaum zu gebrauchen.

In den Wochen vor dem Urlaub testeten wir aus, wie es gehen könnte. Wir besuchten ein Restaurant, das 30 km entfernt liegt. Wir fuhren für ein verlängertes Wochenende mit dem Wohnmobil auf einen Stellplatz, der 50km entfernt liegt. Beides war anstrengend aber mit der richtigen Präparation machbar. So ähnlich wollten wir es bis Schleswig-Holstein schaffen. Zur Reduktion der Reize kämen Ohrstöpsel in die Ohren und vor die Augen eine Sonnenbrille. Das Autoradio bliebe aus. Für die Fahrt könnte ich zusätzlich Melatonin nehmen, um möglichst viel zu verschlafen. So präpariert sollte die Fahrt in drei bis vier Etappen zu schaffen sein. So zumindest ist der Plan.

Natürlich kam es anders.

Tage vorher begannen wir, das Auto zu packen. Schließlich braucht alles, was ich tue, fünfmal so lang. Genauer gesagt packte meine Frau das Wohnmobil. Sie füllte die Vorräte auf, bezog das Bett, sorgte für die Toilette. Ich packte nur das Nötigste und hatte schon damit genug zu tun.

An einem Montag sollte es losgehen. Am Samstag davor sprang statt dessen eine Kontrolllampe im Auto an. Wir würden also erst losfahren, wenn das Auto noch einmal in der Werkstatt war.

Es sind immer noch die unvorhergesehenen Kleinigkeiten, die sich mit meiner Krankheit gut vertragen. Sie pflegen die Krankheit und sorgen dafür, dass sie sich wohl fühlt – auf meine Kosten.

Statt Montag früh fuhren wir Montag Mittag los. Die Werkstatt reparierte unser Auto tatsächlich noch am Vormittag. Aber ich nutzte die Zeit vor der Abfahrt dann doch, liegengebliebene Kleinigkeiten zu erledigen: die Küche nur mäßig unaufgeräumt hinterlassen. Ich hoffte, das wäre eine gute Idee, weil ich dann bei der Abfahrt so müde sei, dass ich gleich einschliefe.

Ich schlief auch tatsächlich gleich ein. Aber schon nach dreißig Kilometern war ich wieder wach – und überfordert. Das gleichmäßige Geruckel war schrecklich anstrengend. Die Lastwagen um uns herum machten einen Höllenlärm, das Wohnmobil ebenfalls. Die Geräusche drangen direkt in mein Hirn. Nach zweihundert Kilometern konnte ich nicht mehr. Ich war fix und fertig. Wir suchten den nächsten Stellplatz. Den Rest des Tages verbrachte ich auf dem Liegestuhl vor dem Wohnmobil und übte mich in Atemtechniken. Am nächsten Tag fuhren wir eine kleinere Strecke. Der dritte Tag wurde ein Ruhetag. In den ersten drei Tagen hatten wir gute dreihundert Kilometer geschafft. In dem Tempo würden wir nicht weit kommen.

Wir änderten die Reisetechnik. Da meine Frau Frühaufsteherin ist und ich nicht, fuhren wir am vierten Tag morgens um halb sechs los. So verschlief ich tatsächlich die meiste Zeit und wir kamen nach weiteren gut 300 Kilometern an der Elbe an. Dort legten wir zwei Tage Rast ein. Für die letzte Etappe bis Eckernförde an der Ostsee fuhren wir wieder ganz früh morgens los. Montag Mittag waren wir losgefahren, Sonntag Vormittag kamen wir an. Die Begründer des europäischen Postwesens, „Turn und Taxis", waren bereits im Mittelalter deutlich schneller unterwegs, wenn sie Briefe zustellten.

Fast normale Tage

An einem der ersten Urlaubstage nahmen wir die E-Bikes und fuhren ein wenig am Meer entlang. Die Hunde liefen nebenher oder ließen sich in ihren Fahrradkörben kutschieren. Sie lieben es, gefahren zu werden und weigern sich manchmal, wieder auszusteigen.

Nach zehn Kilometern kamen wir an einen schönen, kleinen Strand. Dort blieben wir eine Weile. Die Hunde tollten herum, und wir tranken Kaffee aus der Thermoskanne.

Auf dem Heimweg entdeckten wir ein Restaurant im Grünen. Die Stühle standen weit verteilt in einem großen Garten. Wir blieben zum Essen. Und weil die Bedienung so nett war, und so eine wunderbare Ruhe herrschte, gab es noch Nachtisch und Kaffee. Dann ging es heim zum Wohnmobil.

Natürlich schlief ich hinterher für ein paar Stunden tief und fest. Und natürlich war hinterher nicht mehr viel los mit mir. Aber abends fiel mir auf: Es war 7 Monate nach dem ersten Crash und wir hatten den ersten Tag in diesem Jahr fast so verbracht, wie er auch ohne Krankheit gewesen wäre: Radfahren, aufs Wasser schauen, Hunde bespaßen, essen gehen. Gesund wären wir zwei bis dreimal weiter geradelt, hätten länger am Strand gesessen, länger mit den Hunden gespielt, länger im Restaurant gesessen. Aber es war der erste Tag, der sich nur durch die Länge der Aktivitäten von früheren unterschied. Wir hatten nichts komplett anders gemacht als sonst, nur weniger. Niemals hätte ich erwartet, dass Normalität so glücklich machen kann!

Nichts ist normal

Es folgten noch mehr fast normale Tage, an denen wir mit dem Fahrrad durch die Gegend fuhren und uns ein kleines Café suchten. Das klappte, weil meine Frau nicht immer das Bedürfnis hat zu reden. In meinem alten Leben fand ich ihren Hang zur Stille den einzigen großen Nachteil, den sie hatte. Jetzt liebe ich sie auch dafür und finde das eine ganz wunderbare Eigenschaft. Sie ist vielleicht der einzige Mensch, mit dem ich ins Café gehen kann und hinterher erholter bin als vorher. Denn es stört sie nicht, wenn ich zwischendrin eine Viertelstunde schweige. Wahrscheinlich freut sie sich sogar, dass ich endlich auch mal Ruhe gebe.

Aber nach einiger Zeit merkten wir, dass die Tage eben doch nur „fast" normal waren. Wenn wir losfuhren, schaute ich auf den Tacho. Denn wir hatten schnell verstanden: nach 10 km mit dem E-Bike müssen wir umkehren. Fahren wir weiter, ist der Restaurant- oder Cafébesuch gefährdet.

Einmal wussten wir: genau nach zehn Kilometern kommt ein wunderschönes kleines Café. Als wir aber ankamen, hatte das Café geschlossen. Andere Radfahrer empfahlen uns ein anderes Café zwei

Kilometer weiter. Es sei gleich hinter dem kleinen Hügel dort, und sicher nicht weiter als 2 Kilometer entfernt. Ich wollte es riskieren. Immer noch fällt es mir schwer, mir klar zu machen, dass es eben doch auf zwei Kilometer ankommen kann. Zumal man diese zwei Kilometer auch wieder zurück fahren muss. Meine Frau bremste mich. Bis wir wieder am Wohnmobil waren, wusste ich, dass sie Recht gehabt hat. Der letzte Kilometer führte einmal mitten durch Eckernförde hindurch. Es war ein schöner Tag, und so waren relativ viele Menschen unterwegs. Die Fahrt durch die Stadt wurde zu einer Fahrt für Fortgeschrittene. Immerhin musste man auf Fußgänger, Radfahrer und Autofahrer gleichzeitig achten. Das ist am Ende der Energie ganz schön unübersichtlich. Die einen kommen von rechts und die anderen von links und zuletzt noch welche entgegen! Ich blieb mitten auf der Straße stehen, um mir die Situation in Ruhe anzuschauen.

Ein anderes Mal haben wir tatsächlich einen Tagesausflug gemacht, der 30 km weit war. Es war fast vier Wochen nach dem Ausflug zu dem geschlossenen Café. Wir hatten das Wohnmobil zwischen Kiel und Fehmarn stehen und machten eine Rundtour durch die holsteinische Schweiz. Diesmal setzte ich mich durch, denn ich fand, ich hätte mich in den vergangenen vier Wochen gut erholt. So wir fuhren noch bis zu einem kleinen Gutshof. Grauer Himmel und diesiges Wetter verwandelten die Gegend in eine geradezu mystische Landschaft. Es war zauberschön.

Den nächsten Tag fuhr meine Frau alleine Fahrrad. Ich blieb zuhause, gefangen in einem Körper, der nicht wusste, woher er Energie nehmen soll, weiter als hin und wieder zwischen Bett, Liegestuhl und Toilette hin und her zu gehen.

Das war die Grunderfahrung des Urlaubs: ich erlebte, dass ich wieder einiges hinbekomme, an das im Frühling nicht zu denken war. Und ich konnte jubeln vor Glück darüber. Und gleichzeitig und gleichwertig erlebte ich in allem, was ich tat, dass die Krankheit trotzdem jede Unternehmung mitbestimmte, jedes noch so kleine Abenteuer beschränkte. Sie bestimmte, wann und wohin wir fuhren. Sie bestimmte, wann wir zurück kamen. Sie bestimmte, wie lang ich hinterher erschöpft auf dem Liegestuhl lag.

Ein Kauf mit Symbolgehalt

Geschäfte und ich sind, wie beschrieben, keine Freunde mehr. Nun aber wollte ich doch in einen speziellen Laden gehen und etwas kaufen: eine dieser maritimen Taschen aus altem Segeltuch. Vor Jahren hab ich mir schon einmal eine gekauft. Seit dem habe ich auf jeder Dienstreise bedauert, dass sie zu klein für den Laptop ist. Nun stand ich im Laden und schaute mir Taschen an, die groß genug waren für den Laptop. Notgedrungen musste ich dabei auch den Preis zur Kenntnis nehmen. Er war hoch genug mich zu fragen, ob ich diese Tasche wirklich brauchte oder nur haben wollte.

Diese Frage beinhaltete mehr als auf den ersten Blick erkennbar. Denn an ihr hing eine weitere Frage: „Wann werde ich wieder einmal auf Dienstreise fahren können?" So eine Dienstreise ist der Inbegriff dessen, was die Krankheit mir genommen hat: mit öffentlichen Verkehrsmitteln fahren, lange aus dem Haus sein, unglaublich viele Menschen sehen und hören, an einer Besprechung teilnehmen. Nun stand ich mit der Tasche in der Hand im Geschäft, und Dienstreisen waren unendlich weit weg. Wozu also brauchte ich diese

Tasche? Ich habe sie wieder weg gehängt und das Geschäft verlassen.

Die Tasche aber ließ mir keine Ruhe. Einerseits mag ich mich nicht mehr mit Gegenständen belasten, die ich nicht brauche. Andererseits sah ich nicht ein, dass mir die Krankheit nicht nur die vergnüglichen Dienstreisen mit erstklassiger Verpflegung, sondern auch noch diese Tasche nehmen kann. Ich brauchte vor mir selbst eine Genehmigung, sie auch dann zu kaufen, wenn ich nie wieder eine Dienstreise würde antreten können. In diesem Moment versprach ich mir: „Wenn ich nicht gesund genug für Dienstreisen werde, veröffentliche ich noch das ein oder andere Buch. Auch dafür werde ich den Laptop brauchen und mich über die Tasche freuen."

Es war ein besonderes Gefühl, später mit der Tasche zum Strand zurück zu radeln. Sie erzählte mir etwas von Zukunft und Neuanfang, davon, dass auf jeden Fall etwas Gutes kommt: entweder genügend Gesundheit für Dienstreisen, oder ein wenig Schriftstellerei. Natürlich war mir auch klar, was für einen hohen Preis ich für das bisschen Schriftstellerei zahlen würde. Immerhin hieße das, eben nicht gesund genug für meinen geliebten Beruf zu sein. Aber in diesem Moment war die

Krankheit nicht nur durch den Verlust von Lebensmöglichkeiten bestimmt. Sie schenkte mir auch eine Möglichkeit, die ich mit meinem vollgestopften Beruf nie hätte wahrnehmen können. Bis dahin hatte mir die Krankheit nur Türen verschlossen. Zum ersten Mal öffnete sie nun eine Tür, die mir bis dahin verschlossen war. Ob ich dauerhaft durch diese geöffnete Tür hindurch gehen möchte, weiß ich noch nicht. Entscheidend war in diesem Moment nur, zu sehen, dass sich Türen nicht nur verschließen sondern sich auch öffnen können – wenngleich auch deutlich seltener.

Mit der Tasche als Schutz passt der Laptop übrigens im Wohnmobil in die letzte bis dahin ungenutzte Ritze.

Abhängig sein

Kurz vor der Ankunft in Eckernförde ging die Kontrollleuchte, die uns an der pünktlichen Abfahrt gehindert hatte, erneut an. Der ADAC riet dazu, erneut eine Werkstatt aufzusuchen. Und tatsächlich ergatterte meine Frau nach einigen Telefonaten einen zeitnahen Termin. Und wir begannen zu überlegen, was für mich weniger anstrengend wäre: den halben Tag in einer Werkstatt sitzen, oder ohne Wohnmobil auf dem Wohnmobil-Stellplatz? Wir beschlossen, dass ich mit den Hunden auf dem Wohnmobilstellplatz bliebe.

Da saß ich also eine Zeitlang allein auf dem Stellplatz. Plötzlich wurde mir klar, wie hilflos ich wäre, wenn meiner Frau und dem Auto jetzt etwas zustoßen würde. Bis in ein Hotel käme ich noch. Aber wie ginge es dann weiter? Wie kommt man die Tausend Kilometer wieder nach Hause, wenn man gefahren werden muss und nach spätestens dreihundert Kilometern zwei Tage Pause braucht? Damit ich diesen Urlaub erleben kann, hat meine Frau die volle Verantwortung aufgebürdet bekommen: Sie muss nach einer für mich langen Fahrt allein entscheiden, wo wir das Wohnmobil hinstellen. Sie ist es, die sich um die Kontrolllampe kümmert. Sie richtet das Wohnmobil für die Fahrt. Sie macht die körperlich anstrengenden Dinge und ich sitze daneben. Nun merkte ich, wie sehr ich von ihr abhängig war. Zuhause fällt das weniger auf. Das alltägliche Leben wie einkaufen und Wäsche waschen bekomme ich zur Not inzwischen alleine hin. Ich muss dafür „nur" einen Teil der beruflichen Arbeit liegen lassen. Aber Tausend Kilometer von Zuhause entfernt müsste ich jemanden finden, der eine Woche Zeit hätte, mich heimzuholen.

Später erzählte mir meine Frau, dass sie in der Werkstatt saß und ihr die gleichen Gedanken kamen. Während ich in diesem Moment das Ausmaß meiner Hilflosigkeit überdeutlich erfuhr, war es für sie der Druck der Verantwortung. Ihr wurde klar, dass sie nicht ausfallen darf.

Angehörige haben es auch nicht leicht

So viel leichter als meinen Part stelle ich mir den meiner Frau nicht vor. Als ich im Winter und Frühling vor allem geschlafen habe, habe ich selbst von meinem elenden Zustand gar nicht recht etwas mitbekommen. Kopfnebel kann auch etwas Gnädiges haben. Meine Frau aber musste sich das ganze Elend ansehen.

Von Anfang an hat ihr die Krankheit Verantwortung auch für mich aufgebürdet. Schon die ganze Zeit hindurch ist es für uns beide ein Ringen darum, wie sie trotzdem ihr eigenes Leben weiter leben und gestalten kann. Jetzt im Urlaub wurden die Probleme, mit der die Krankheit auch sie konfrontiert, überdeutlich.

Wenn wir etwas weitere Strecken mit dem Auto fuhren, hatten wir schon vor der Abfahrt vereinbart, dass sie allein entscheidet, wo genau auf einem Stellplatz wir parken. Auf dem Platz angekommen holte sie als erstes einen Liegestuhl aus dem Gepäckraum. Einen. Für mich. Denn mein Körper fühlte sich an, als veranstaltete direkt neben mir die „weltweite Vereinigung sadistischer Lehrer" einen Dauer-Wettbewerb in

„Kreidequitschen". Ich brauchte von der Fahrt dringend eine Pause. Bis sie selbst einen Liegestuhl nutzen konnte, verging noch etwas Zeit. Sie übernahm die Anmeldung auf dem Campingplatz, schloss das Wohnmobil an den Strom an, ging eine Runde Gassi mit den Hunden, holte die Fahrräder aus dem Auto und den Tisch. Sie rollte die Markise heraus und befestigte sie im Boden. Zuletzt kochte sie noch einen Kaffee, dann konnte auch sie Pause machen. Bei der Abfahrt passierte das Ganze in umgekehrter Reihenfolge, nur dass dann noch die Toilettenreinigung und das Nachfüllen von Frischwasser dazu kamen.

Wie findet man einen Weg zwischen dem notwendigen Übernehmen gemeinsamer Aufgaben und dem eigenen Bedürfnis nach Urlaub? Bis wir unseren Rhythmus gefunden hatten, fühlte sich die Situation fast so an, als habe nur ich Urlaub und meine Frau arbeite, um mir diesen Urlaub zu ermöglichen. Das Geben und Nehmen in einer Partnerschaft ist vollkommen aus dem Gleichgewicht geraten.

Dazu kommt noch etwas anderes: Wenn es mir über einen längeren Zeitraum gelingt, genau zur rechten Zeit Pause zu machen, komme ich mit verhältnismäßig wenigen körperlichen

Beschwerden durch. Es ziept vielleicht mal hier und kribbelt vielleicht mal dort. Früher hätten mich solch kleinere Wehwehchen nicht abgehalten. Jetzt sollen sie plötzlich Warnzeichen sein. Jeder Gesunde würde sich zusammenreißen und weiterarbeiten. Wenn ich alles richtig mache, treten die Probleme der Krankheiten eine gewisse Zeit am Tage so weit in den Hintergrund, dass ich fast Mühe habe, mir meine eigene Krankheit zu glauben. Aus Erfahrung weiß ich inzwischen, dass sich das Blatt spätestens in zwei Stunden wenden wird. Und doch gibt es die Momente, in denen sich mein Körper nicht einmal anständig krank anfühlt. Das sind die Momente, in denen ich alles richtig gemacht habe. Mein Verstand weiß, dass dieses gute Gefühl schnell kippt. Und dann es gibt Situationen, da fühlt sich meine Frau nicht weniger erschöpft als ich. Im Gegensatz zu mir wird sie sich davon erholen. Aber in dem Moment, in dem ich auf dem Liegestuhl sitze und sehe wie auch sie nicht mehr kann, ist es unendlich schwer. Ich möchte aufstehen und ihr helfen und sie wünscht sich nicht weniger Hilfe. Wir beide wissen, dass ich dauerhaft Rückschritte machen werde, wenn ich dem Bedürfnis, ihr zu helfen, nachgebe. Aber gut fühlen sich diese Momente für uns beide nicht an. Wir beide können zum Glück über diese Dinge reden und uns zeigen, dass wir die Not der anderen sehen und verstehen. Trotzdem ist die Situation nicht so, wie man sich seine Beziehung vorstellt. Diese Krankheit fordert auch von den jeweiligen Partnern oder Partnerinnen viel.

Das Grab meiner Mutter

Ich habe einen norddeutschen Migrationshintergrund. Unsere hanseatische Mutter lebte vermutlich nur ihrer Familie zuliebe in Süddeutschland und zog, kaum dass alle Kinder aus dem Haus waren, wieder in ihre Heimat zurück. Während meiner Kindheit zog es unsere Mutter in allen Sommerferien nach Schleswig-Holstein. Kaum fuhren wir von Süden kommend über die Elbe, veränderte sich unsere Mutter. Sie bekam schlagartig auffallend gute Laune, sprach mit norddeutscher Klangfarbe und fand einfach alles um sie herum schön. Selbst Schlechtwetterwolken waren in Schleswig-Holstein die schönsten der ganzen Welt. Plötzlich nahm sie Dinge nicht mehr so wichtig. Wir Kinder konnten uns den ganzen Tag herumtreiben, ohne dass sie so genau wissen wollte, wo wir sind. Was sollte uns in Schleswig-Holstein schon passieren? Sie und ich fuhren mit unseren Klapprädern tagelang durch die Gegend, während der Rest der Familie froh war, uns eine Zeitlang los zu sein. Morgens standen wir beide im Dunkeln auf, um in der Dämmerung ausgedehnte Vogelwanderungen zu machen. Später nervten wir den Rest der Familie mit unseren Beobachtungen: „Wir haben einen Großen Brachvogel gesehen!" Die anderen Familienmitglieder interessierten sich herzlich wenig für die Vogelwelt und hofften wahrscheinlich, wir würden noch einmal losziehen und einen Kleinen Brachvogel suchen – wenn wir sie dafür mit unseren Vögeln in Frieden lassen würden.

Wann immer ich im Norden bin, ist meine Mutter auf positive Weise in meinen Gedanken dabei: bei Fahrradtouren, wenn ich Wasservögel sehe oder in ihren Lieblingsrestaurants speise, oder wenn wir die schönsten Schlechtwetterwolken der ganzen Welt sehen. Die Erinnerungen daran, wie sie in Norddeutschland war, sind die kostbarsten, die ich an sie habe.

Nun liegt sie schon einige Jahre auf einem wunderschönen, kleinen Friedhof mitten in Hamburg. Wann immer ich in der Gegend bin, sehe ich nach ihrem Grab und erinnere die Friedhofsverwaltung daran, dass ich für Grabpflege bezahle, und frage nach, ob Grabpflege nicht bedeutet ein gepflegtes Grab vorzufinden.

Nun rechneten wir aus, was es mich kostete, trotz Krankheit nach dem Grab zu sehen. Dieser Besuch am Grab würde zwei für mich extrem lange Autofahrten mitten durch eine wuselige Stadt bedeuten: zum Friedhof hin und zurück zur Autobahn. Diese beiden Fahrten würden alles beinhalten, was ich nicht kann. Autofahren an sich führt mich bereits an den Rand eines Crashs. In der Großstadt kommen noch stop-and-go, Unmengen an visuellen Eindrücken und Geräuschen, Parkplatzsuche und Staus dazu. Wir rechneten und rechneten. Wir recherchierten, wo man mitten in Hamburg ruhige Pausen einlegen könnte, überlegten, ob man mit anderen Verkehrsmitteln besser zum Friedhof käme. Aber egal, was wir überlegten, uns fiel nichts Hilfreiches ein. Uns wurde klar: schon ohne den Weg zum Grab würde die Heimfahrt mich bis kurz vor einen Crash führen. Mit dem Weg zweimal mitten durch Hamburg hindurch wäre die Heimfahrt nicht ohne Crash zu schaffen. Wir fuhren also um Hamburg herum nach Hause.

Ich habe keine Ahnung, wann mir das nächste Mal die Kraft reicht, zum Grab meiner Mutter zu fahren. Nach Wochen voller herzlicher Erinnerungen an eine wunderbare Mutter und starke Frau gehörte der Nichtbesuch ihres Grabes zu den besonderen Härten, die mir die Krankheit zumutet.

Unter Gleichen

Der Heimweg hielt ein besonderes Geschenk für uns bereit. Wir sind in drei Etappen gefahren und haben zwischen den Fahrten einige Tage Rast gemacht. Bei der zweiten Station gesellte sich ein befreundetes Paar zu uns. Auch sie haben ein Wohnmobil, das sie neben das unsere stellen. Auch sie kennen das Problem LongCovid. Und wie bei uns ist nur ein Teil betroffen: Während ihr Leben wie meines in Teilzeit stattfindet, übernimmt er, wie meine Frau, dadurch mehr Aufgaben. Für mich wurden die Tage mit ihnen ein Ausflug in eine „Normalität der besonderen Art".

Im Urlaub hatte ich manchen Moment der Normalität im Sinne meines alten Lebens zurück gewonnen. Nun war es zwei Tage lang normal LongCovid zu haben. Keinem von uns Vieren musste jemand die Krankheit verständlich machen. Nie musste man sich Sorgen machen, die anderen verstünden nicht, warum man sich für eine Pause zurückzieht. Nie dachte ich, allein meine Krankheit bremse die ganze Gruppe aus. Es war wunderbar, sich nicht erklären zu müssen.

Wir machten miteinander das, was wir für ausgedehnte Fahrradtouren hielten. Die Freundin hat LongCovid noch nicht so lange wie ich. Auch ist sie insgesamt besser dran als ich. Sie hat gute Chancen, dass sich die Krankheit noch auswächst. Sie ist mir gegenüber also körperlich im Vorteil. Dafür habe ich das E-Bike!

Bei den ausgedehnten Pausen machten wir manchmal ein „Redebänkchen" und ein „Schweigebänkchen" auf. Die Zwei, die ihre Ruhe wollten, saßen auf der einen Bank. Die Zwei, die reden wollen, auf der anderen. Wenn wir nach Hause kamen, kam niemand auf die Idee, ohne vorherige Pause zum Kaffeetrinken überzugehen. Auch das kann Normalität sein: so sein, wie man ist, ohne es erklären zu müssen.

Diesen Tagen verdanke ich aber auch ein wichtiges Aha-Erlebnis. Wir hatten einen unserer Ausflüge gemacht. Wir beiden „Teilzeit-Kräfte" hatten alles gegeben, während sich die anderen beiden in Selbstgenügsamkeit geübt hatten. Wir waren so weit gefahren, wie wir konnten, waren mit einer höllisch lauten Fähre gefahren, hatten in einem eher geräuschvollen Café eine Kleinigkeit zu uns genommen. Während der Fahrt hatten wir uns über dieses und jenes unterhalten.

Dann kamen wir zum Wohnmobil zurück. Ich brachte meine Sachen ins Wohnmobil und sah durchs Fenster, dass das befreundete Paar die exakt gleiche Aufteilung praktizierten wie meine Frau und ich. Und ich dachte: „So also sieht diese Krankheit von außen aus!" Was ich sah, war folgendes: Die Freundin saß bereits auf dem Liegestuhl. Und ich wusste genau, wie es ihr gerade geht. In zwei Minuten würde ich es ihr gleichtun. Ihr Partner aber schloss die Fahrräder ab, räumte das Gepäck auf, stellte etwas zu trinken hin, ging schon einmal Kaffee kochen, suchte etwas zum Knabbern, und war sehr beschäftigt. Der Kontrast zwischen den Beiden hätte kaum größer sein können. Wer in diesem Moment vorbei gekommen wäre und nichts von LongCovid geahnt hätte, hätte sich gefragt, was das wohl für eine Beziehung sei. Eine liegt lässig im Liegestuhl, und einer macht die ganze Arbeit. Von außen sieht man nicht, dass beide gerade sehr viel leisten: die eine arbeitet hart daran, mit Erschöpfung zu kämpfen, und der andere erledigt die sichtbaren Dinge des täglichen Lebens.

Heimkehr

Im Urlaub gab es wenig, das mir unbemerkt Energie rauben konnte. Ein Wohnmobil ist viel schneller aufgeräumt als eine große Wohnung. Man kann sein bisschen Energie viel passgenauer einsetzen. Zuhause ärgere ich mich, dass ich so viel Zeit ruhend auf dem Sofa verbringen muss. Im Urlaub gehört am Strand liegen zum Ferienprogramm. Zuhause muss ich wählen, ob ich eine Aufgabe erledige oder einen kleinen Ausflug unternehme. Im Urlaub fallen auch noch die wenigen Aufgaben weg, die ich erledigen kann. So kann fast die gesamte Energie für Freizeitgestaltung genutzt werden.

Das Ergebnis war, dass ich am Ende des Urlaubs meine Kräfte gnadenlos überschätzte. Wir waren ja stundenlang unterwegs gewesen, also müsste ich das doch auch zuhause können. Ich freute mich darauf, nach den Ferien mehr arbeiten zu können, mehr Menschen zu treffen, mehr Leben wieder selbst zu gestalten. Siegesbewusst bat ich die Ärztin, einen Wiedereingliederungsplan zu schreiben, der für die kommenden Monate 50% Arbeiten vorsah.

Voller Tatendrang stürzte ich mich in das, was ich mir bei der Arbeit zutraute. Und das war viel. Wer im Urlaub Fahrrad fahren, essen gehen und stundenlang aufs Meer schauen kann – so dachte ich – kann bestimmt auch wieder an Besprechungen und Gruppentreffen teilnehmen. Einige Termine hatte ich schon im Frühjahr fest zugesagt. Damals hatte ich mir beim besten Willen nicht vorstellen können, dass sich die Krankheit so lange hinziehen könnte. Es waren auch Termine darunter, auf die ich mich von dem Moment an, an dem ich sie vereinbart hatte, gefreut habe. Einerseits blieb ich vorsichtig und nahm mir nicht mehr als ein Treffen mit anderen Menschen am Tag vor. Ich stellte mir weiterhin den Timer und verließ Besprechungen hemmungslos nach der festgesetzten Zeit. Andererseits summierten sich die Gespräche eben doch. Und die Art, wie Gruppen miteinander kommunizieren, ist vollkommen anders als mit meiner ruhigen Frau am Strand zu sitzen. Gleich eine der ersten Besprechungen wurde von einer schwerhörigen Frau mit Hörgerät geleitet. Sie hat immer sehr viel Mühe, die anderen zu verstehen. Und weil die anderen sympathische, hilfsbereite Menschen sind, wiederholen sie gern, was gesagt wurde. Leider wiederholen sie es alle gleichzeitig und durcheinander. Das Durcheinander hilft Schwerhörigen nicht beim Verstehen. Also wiederholen alle noch einmal etwas lauter, was gesagt wurde. Das erhöht die Stimmung und das Durcheinander an Stimmen. Hinterher war ich beschwingt vom lebhaften Durcheinander und erschöpft und überfordert – ebenfalls vom lebhaften Durcheinander. In den ersten vier Wochen nach den Sommerferien habe ich nach jeder Begegnung mit anderen Menschen gedacht: „wenn ich gesund wäre, hätte ich den schönsten Beruf der ganzen Welt. Schade, dass ich nicht gesund bin."

Langsam kristallisierte ich heraus, dass die 50% Arbeit, die ich mir vorgenommen hatte, illusorisch waren. Ich hatte diverse Unterschiede zwischen Urlaub und Alltag übersehen, mich also wieder einmal verrechnet. Übersehen hatte ich, dass es einen Unterschied macht, ob ich mit meiner Frau unterwegs bin oder beruflich Menschen treffe. Wenn meine Frau und ich am Meer sitzen, und ich höre auf zu sprechen um eine Pause zu machen, dann hört sie ebenfalls auf und schaut aufs Meer. In Meetings ist das anders. Möglicherweise würde das ein oder andere Arbeitstreffen sogar davon profitieren, wenn alle ab und an eine Viertelstunde miteinander schweigen könnten. Üblich ist es keineswegs. Und mein Körper wünscht sich Pausen nicht unbedingt passend zum Gesprächsverlauf. Unterschätzt hatte ich auch den Unterschied zwischen der minimalistischen Haushaltsführung beim Camping und der viel üppigeren in einer zu großen Wohnung. Nicht eingerechnet hatte ich eine Großbaustelle direkt neben dem Haus, in dem ich überwiegend arbeite. Dort entsteht ein riesiger Wohn- und Einkaufskomplex. Zur Zeit sehen die Arbeiten vor allem den Einsatz von extrem lauten Geräten vor. Räume, die zur Baustelle hin ausgerichtet sind, kann ich dann kaum nutzen.

Inzwischen ist bald Winter und es wird deutlich, dass meine Versuche zu arbeiten auch langfristig nichts als Mangelverwaltung ist. Das Meiste bleibt liegen. Das macht weder mich noch die, die von meiner Arbeit profitieren sollen, glücklich. Über die Tatsache hinaus, dass meine Arbeit auf diesem niedrigem Niveau niemandem hilft, hindert sie obendrein meinen Körper daran zu gesunden.

Mir einzugestehen, dass ich nicht schnell in meinen Beruf zurückkehren werde, war mit einigen Tränen und mit viel Loslassen verbunden. Vor mir selbst und vor anderen zu sagen: „unser Wiedereingliederungsplan klappt nicht", war ein schwieriger, aber letztlich unvermeidlicher Schritt. Aber wie kann es weiter gehen?

Während ich diese Zeilen schreibe, verhandle ich mit der Dienstherrin, wie sich eine längere Auszeit gestalten lässt. Für ein endgültiges Ausscheiden aus dem Beruf liebe ich ihn noch zu sehr. Da ich insgesamt den Weg der Besserung gehe, wenn auch langsam, möchte ich die Hoffnung auf Rückkehr noch nicht aufgeben. Gleichzeitig braucht die Arbeit nach einem Jahr Mangelversorgung nun wieder jemanden, der oder die mit Schwung ans Werk gehen kann.

Wenn alles gut geht, werden meine Frau und ich im Frühling ein bereits lange angespartes Sabbatjahr antreten. Es wird ein Entscheidungsjahr werden, in dem klar wird, ob und wie ich noch einmal arbeiten kann. Ich wünschte, alle Erkrankten hätten so eine Möglichkeit, ohne Existenzsorgen ein Jahr Auszeit zur Erholung zu nehmen.

Wir haben vor im Sabbatjahr ins Wohnmobil zu ziehen, und mit den im Sommer eingeübten Minischritten durch Frankreich und Spanien zu fahren. Die Hausärztin hat mir bereits zugestimmt, dass es letztlich egal ist, wo man die Krankheit nicht behandeln kann. Und bis es ernsthafte medizinische Behandlungsmöglichkeiten gibt, sind wir sicher wieder zurück.

Es wird nicht das Sabbatjahr werden, das wir uns vorgestellt haben. Gespart hatten wir auf ein Jahr voller Unternehmungen und kleinen Abenteuern. Nun wird eines der größten Abenteuer darin bestehen, nach zehn km mit dem E-Bike auf einer Bank zu sitzen, Kaffee aus der Thermoskanne zu trinken und über das Loiretal zu blicken. Aber wir sind wild entschlossen, das bisschen Kraft, das ich habe, mit Freude, Glück und Lebenslust zu füllen, und das Jahr so gut es geht aktiv zu gestalten.